Mehndi

Body Painting mit Henna

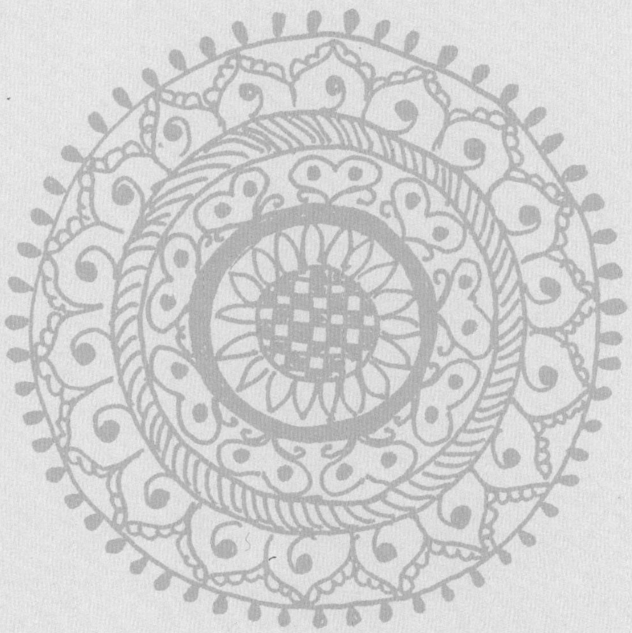

● ● ● ● ● ● ●

Petra Rascher Andria von Lossberg

Mehndi

Body Painting mit Henna

vgs

Die Informationen und Rezepte in diesem Buch sind von Autorinnen und Verlag nach bestem Wissen und Gewissen sorgfältig erwogen und geprüft. Autorinnen und Verlag übernehmen aber keinerlei Haftung für etwaige Personen- oder Sachschäden, die sich aus Gebrauch oder Mißbrauch der in diesem Buch aufgeführten Anwendungsmöglichkeiten und Rezepte ergeben.

Die Deutsche Bibliothek – CIP-Einheitsaufnahme
Mehndi : Body-Painting mit Henna /
Petra Rascher ; Andria von Loßberg. - Köln : vgs, 1998
ISBN 3-8025-1383-5

Fotos: Cornelis Gollhardt, Stephan Wieland, Düsseldorf
Grafiken: Art with love, Hamburg
Gesamtgestaltung: Christa Stüber
Redaktion: Martina Weihe-Reckewitz
Produktion: Ilse Rader
Druck: Aprinta, Wemding
Printed in Germany
ISBN 3-8025-1383-5

Inhalt

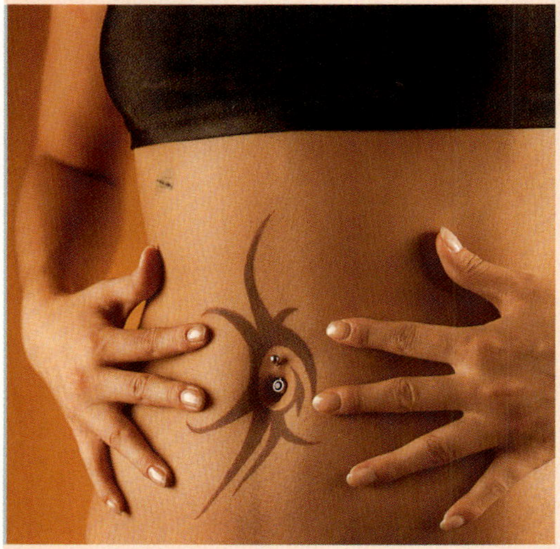

Kunst am Körper 9

Mehndi: Tradition und Modetrend 11

Geschichte der Mehndi-Kunst 15

Mehndi als Brautschmuck 19

Weitere Mehndi-Bräuche 21

»Henna-Tattoos« 23

Mehndi, Mehendi, Maruthani… 24

Mehndis selber machen 27

Das Hennapulver:
Qualität und Farbe 28

Das Auftragen des Hennas 32

Herstellung eines Spritzbeutels 32

Rezepte zum Anrühren der Paste 36

Tips und Tricks 39

Vorbereitung der Haut 41

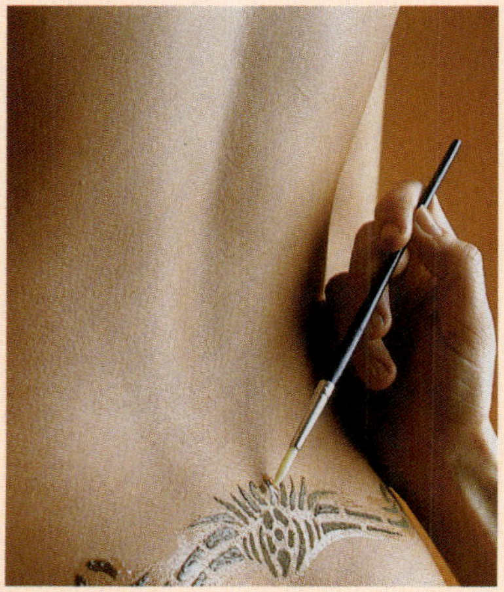

Das Auftragen eines Mehndis 44
Die Freihandmethode 44
Die Transfermethode 44
Schablonen 45
Die Trockenzeit 46
Die Nachbehandlung 47
Fixierung 47
Pflege der Mehndis 50

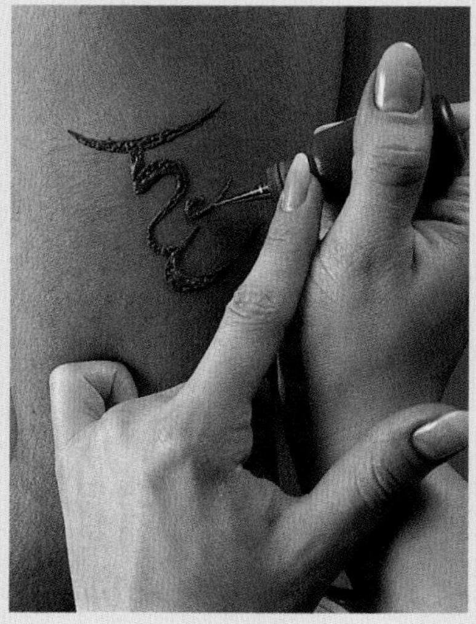

Mehndis für Hände 54
Mehndis für Füße 58
Mehndis auf der Schulter 60
Mehndis für Arme und Beine 64
Schmuckelemente 66

Traditionelle Ornamente 69

Anhang
Die Autorinnen 84
Danksagungen 85
Bezugsquellen 86

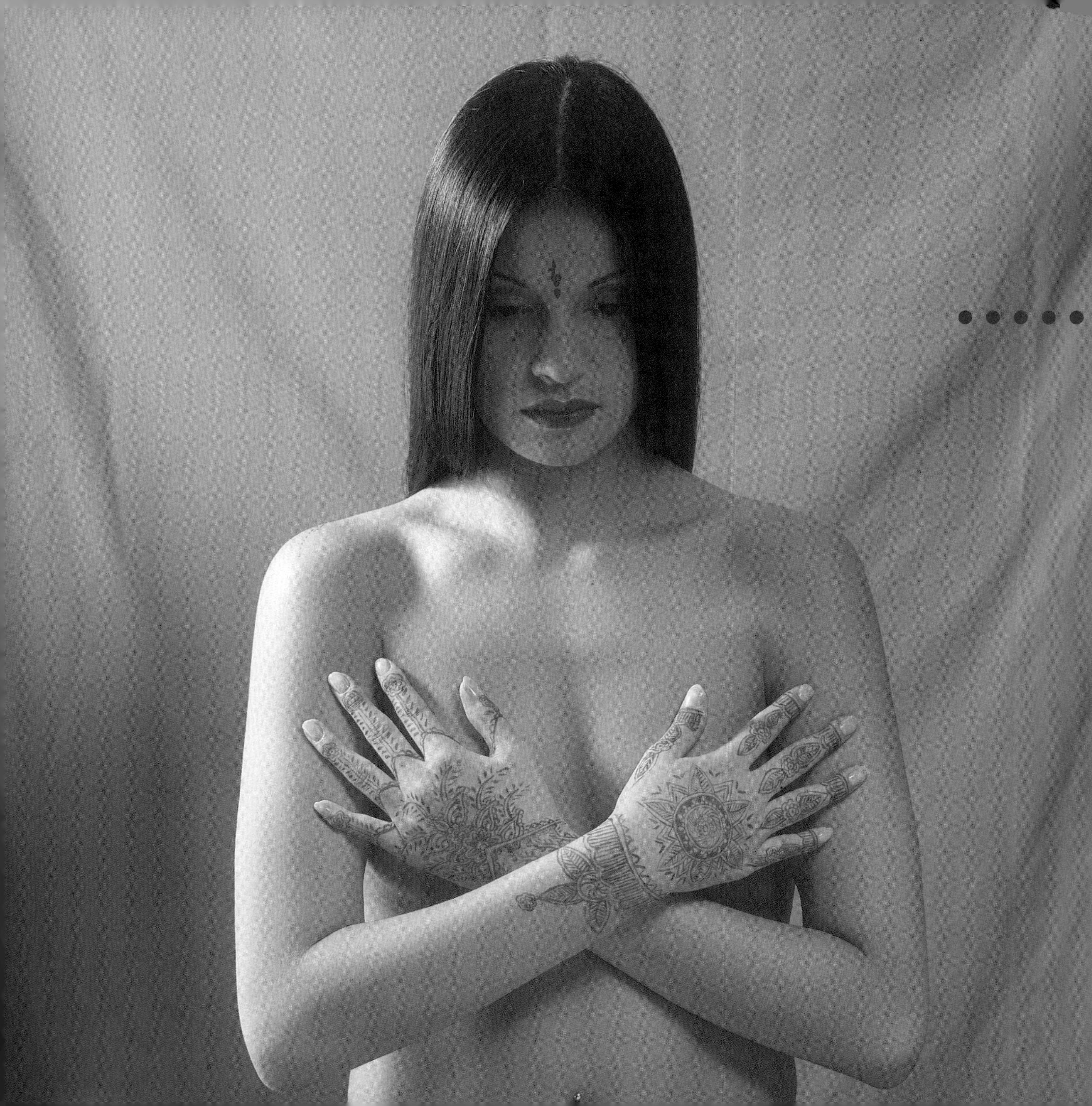

Kunst am Körper

Seit der Mensch gelernt hat, aufrecht zu gehen und sich seiner selbst als Individuum bewußt ist, hat er den Wunsch, sich selbst zu gestalten, individuell oder gruppenkonform. Seitdem drückt er auch durch eine auf die unterschiedlichste Weise geschmückte Haut seine Stellung in der Gesellschaft aus. Er nutzt sozusagen die Fläche seiner Haut, um Empfindungen, Kreativität, sowie die Einstellung gegenüber dem sozialen Umfeld zu zeigen. Bezeugt er Einverständnis mit seinem Umfeld und deren politischem Verständnis, wird er sich anders darstellen, als wenn er gegenüber dem System, in dem er lebt, rebelliert, wie zum Beispiel ein Punk.

Jede Kultur hat dabei ihre eigenen Zeichen. Außerdem unterscheiden sich die Bedeutungen der jeweiligen Muster und Motive voneinander. Und es spielt eine wesentliche Rolle, zu welchen Gelegenheiten – Tänzen, Balzritualen, Zeremonien oder gar Kriegen – Körperschmuck getragen wird und welche Körperstellen geschmückt oder welche Farben benutzt werden. In Indien zeigt man beispielsweise durch Verwendung verschiedenfarbiger Punkte auf der Stirn die Kasten- und Religionszugehörigkeit.

Schon in der Steinzeit bemalte man die Haut mit mineralischen Pigmenten, wobei Ocker offensichtlich die beliebteste Farbe war. Man fand aus dieser Zeit mumifizierte Skelette mit Tätowierungen auf der Stirn und Ockerbeigaben in Gräbern.

In vielen Kulturen spielten Farben eine immens wichtige Rolle bei religiösen Ritualen und Fruchtbarkeitskulten. Sie stellten eine Verbindung zum Kreislauf der Natur und zur universellen Dreieinigkeit von Mensch, Erde und Kosmos her.

Auch Tonfiguren aus der damaligen Zeit – zum Beispiel die Venus von Willendorf – weisen Bemalungen auf, die mit Ocker aufgebracht wurden. Später wurden Körperdekorationen zur Abgrenzung von Familienclans benutzt. Daraus entwickelte sich dann in den Hochkulturen über Gesichtsbemalungen das heute übliche Make-up.

Die Farbe Rot oder Rotbraun, die der Mehndibemalung zu eigen ist, besitzt eine tiefe Symbolkraft, wird allerdings von verschiedenen Kulturen unterschiedlich interpretiert und kann aufgrund der Assoziation mit Blut entweder Tod und Trauer bedeuten oder aber Leben, Gesundheit, Wohlergehen und Liebe.

Wie wir später noch beschreiben werden, symbolisiert Mehndi, und damit die Farbe Rot, in diesem Fall ausschließlich positive Eigenschaften wie Schönheit, Fruchtbarkeit, Schutz vor schwarzem Zauber und schlechten Einflüssen.

Mehndi: Tradition und Modetrend

Ursprünglich hauptsächlich aus Indien kommend, wurde Mehndi in den USA vor einigen Jahren zu einem großen Trend. Angefangen hat alles in Artesia in Indian Village, nahe Los Angeles sowie in Berkeley bei San Francisco, wo indische Immigranten ihren Traditionen folgend diese Kunst regelmäßig ausübten. Auch an den dortigen Universitäten wurde die alte Körperkunst mit großem Enthusiasmus von der jungen indischen Studentenschaft wiederentdeckt und damit eine Modewelle ausgelöst, die ihresgleichen sucht. Als die junge Prominenz in Hollywood – Demi Moore, Drew Barrymore, Tafkap (Prince), Naomi Campbell, Madonna, Gwen Stefani, Liv Tyler – diesen Trend aufgriff, wurde Mehndi allgemein bekannt, vehement von der Presse aufgenommen und durch internationale Magazine auch in Europa langsam wahrgenommen. Der Film *Kamasutra* trug ein übriges dazu bei.
In England ist diese Kunst durch die dortige multikulturelle Bevölkerung bereits weit verbreitet, und nachdem John Galliano bei den *London Fashion Weeks* mit Mehndi geschmückte Models auf den Laufsteg schickte, erlebt sie auch dort eine Renaissance.

In Deutschland dagegen hat das Mehndi-Studio *Art with Love* entscheidend dazu beigetragen, die Körperbemalung mit Henna populär zu machen.

Eigentlich verwunderlich ist, daß Mehndi erst jetzt, nach Tausenden von Jahren, in Europa populär wird, wo doch andere orientalische Traditionen wie die dekorative Kosmetik oder die Verwendung von Ölen zur Massage schon lange auch hier angewendet werden. Vielleicht hängt es damit zusammen, daß der Hennastrauch in unserem Klima nicht gedeiht und man deshalb gar nicht erst den Versuch unternahm, diese Pflanze hier zu kultivieren. Da das Hennapulver licht- und luftempfindlich ist und auf langen Handelswegen sicher oft seine färbenden Eigenschaften einbüßte, bot sich die Verwendung dieses Pulvers zur Körperkunst einfach nicht an.

Bisher war es sehr schwer, interessante Informationen über Mehndi zu bekommen. Es gibt fast nichts schriftlich Überliefertes. Vielleicht hat man es nicht für nötig gehalten, etwas über diese alte Kunst schriftlich festzuhalten, da sie nur von Frauen ausgeübt wurde und die Männer ihr demzufolge keine so große Beachtung schenkten. Da Frauen in Indien erst seit wenigen Jahrzehnten schreiben lernen, konnten sie ihr Wissen nur über Erzählungen von Generation zu Generation weitergeben.

Nun ist es nicht so, daß die Mehndi-Kunst ausschließlich in der westlichen Welt eine Art Renaissance erlebt, sondern auch in Indien wurde dieser Trend neu entdeckt. Nachdem es in den vorangegangenen Jahrzehnten nur traditionell angewandt wurde, ist es auch zu einer Modeerscheinung unter den indischen Jugendlichen avanciert und hat seitdem auf der ganzen Welt einen ähnlichen Stellenwert erhalten wie die dekorative Kosmetik oder das Tätowieren.

Die Schnellebigkeit unserer Moden und Trends erklärt, warum Mehndi sich momentan einer so großen Beliebtheit erfreut: Man geht kein Risiko ein wie bei einer dauerhaften Tätowierung und kann sich nach drei Wochen erneut mit einem anderen Muster schmücken. Außerdem bereitet das Auftragen der Hennapaste keinerlei Schmerzen, da nicht mit Nadeln gearbeitet wird. Die Paste wird lediglich auf die Haut aufgetragen, die Haut wird dabei nicht verletzt. Dadurch besteht auch kein Gesundheitsrisiko – im Gegenteil, Henna pflegt die Haut.

Im Zuge des fast schon übertriebenen heutigen Körperkults, verbunden mit dem Wunsch nach individueller Gestaltung am eigenen Körper und der Freude am Besonderen und Außergewöhnlichen, ist es also kein Wunder, daß Mehndi so eine Popularität erreichen konnte. Aber auch die Rückkehr zu alten Werten, die Suche nach Wegen zur inneren Einkehr und der Versuch, Kraft zu schöpfen und Energie zu gewinnen in einer immer hektischer werdenden Zeit verstärken den Wunsch, die Ethik und die Mystik der Mehndi-Kunst in unsere Welt hinüberzuretten.

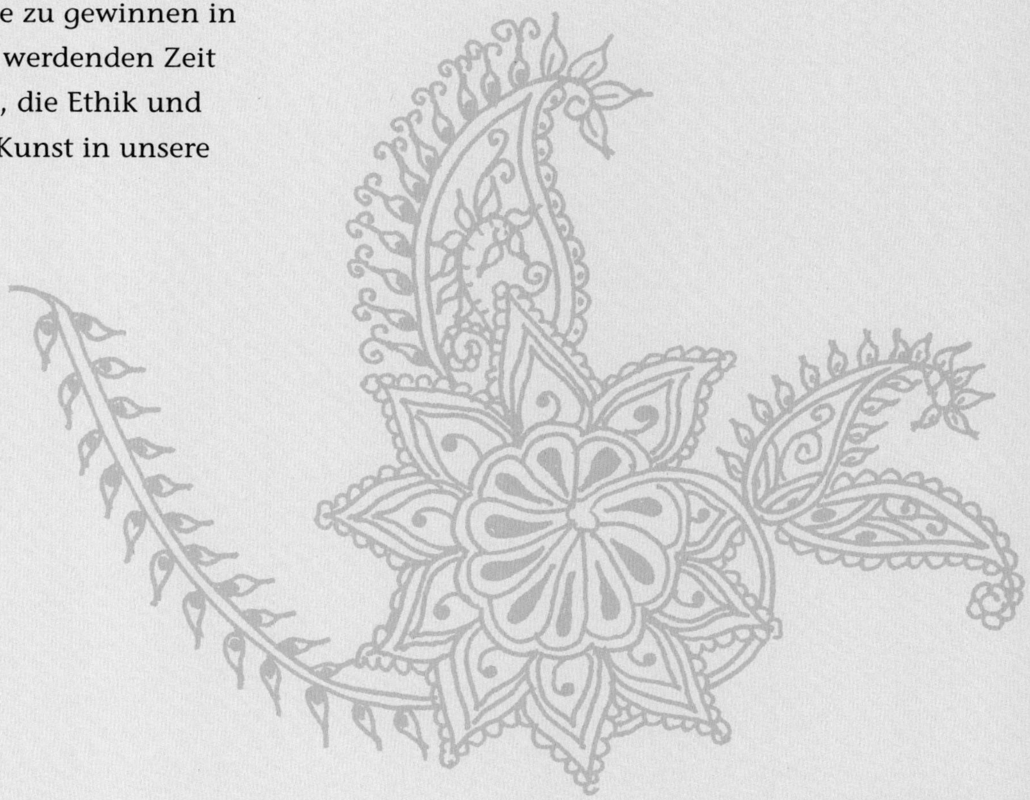

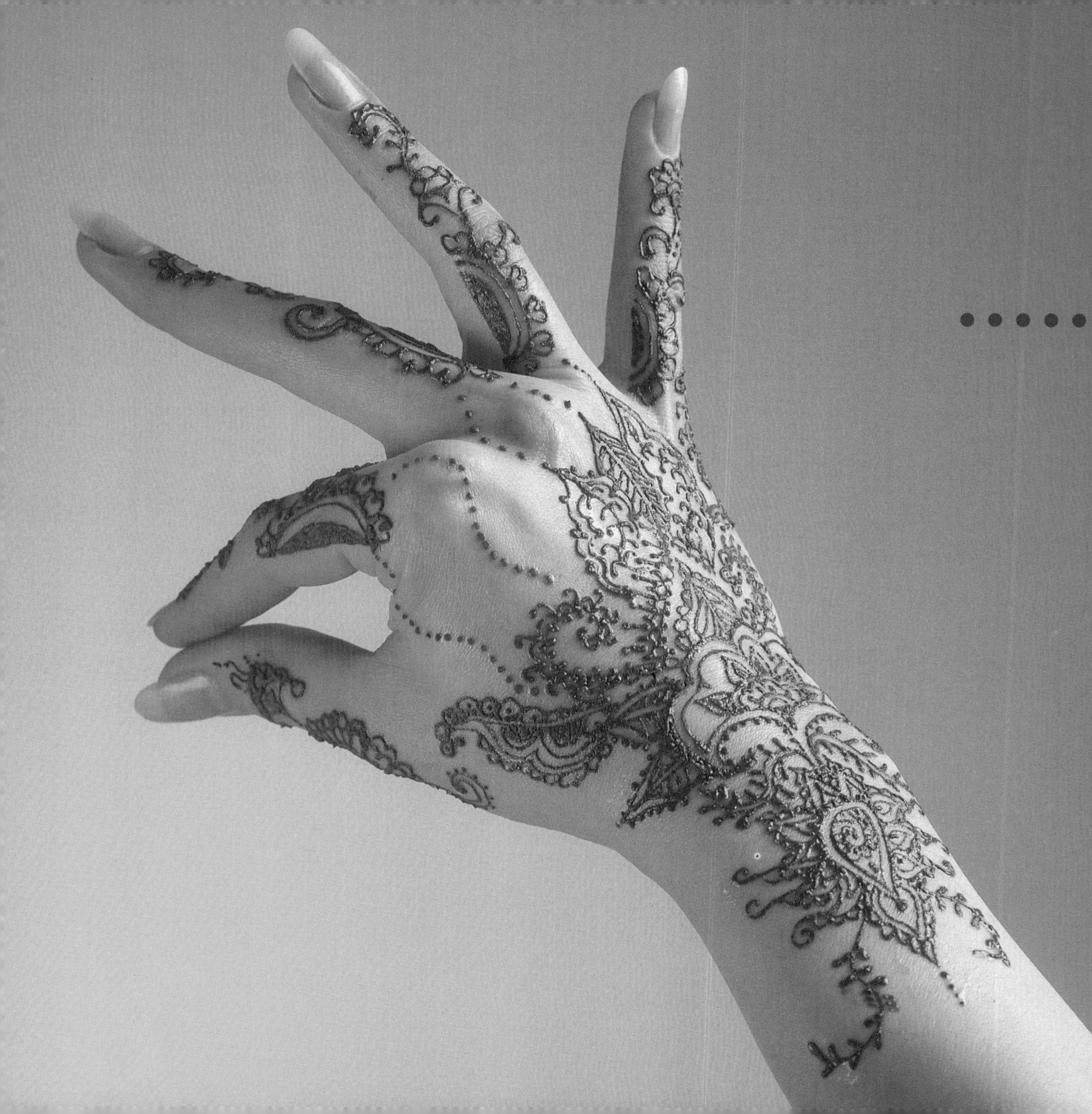

Geschichte der Mehndi-Kunst

Henna wird schon seit Jahrtausenden im Nahen Osten, in Nordafrika und Südostasien zum Schmücken des Körpers verwendet. Es wird speziell bei religiösen Ritualen und Zeremonien angewandt, auch an Feiertagen und zu Hochzeiten. Die traditionellen Muster, die wie feine Spitzenhandschuhe oder -strümpfe erscheinen, werden auf Hände und Füße aufgetragen. Die jeweiligen landestypischen Motive finden sich in Teppichen, Schnitzereien, Textilien, Stoffen, Wandbehängen und der Architektur wieder.

Die Ursprünge der Nutzung der Hennapflanze gehen bis in das alte Ägypten zurück. An 5000 Jahre alten Mumien fand man gefärbte Fingernägel, Zehennägel und Haare. Die vornehme Ägypterin färbte sich nicht nur Hände und Fußsohlen rot, sondern sie besaß auch verschiedene Salben, die Substanzen des Hennastrauches enthielten. Diese wurden als Lippenpflege und zur Betonung des Augenlids verwendet.

Ein altes überliefertes Rezept aus Ägypten besagt, daß man sich, nachdem man die Hände mit Henna gefärbt

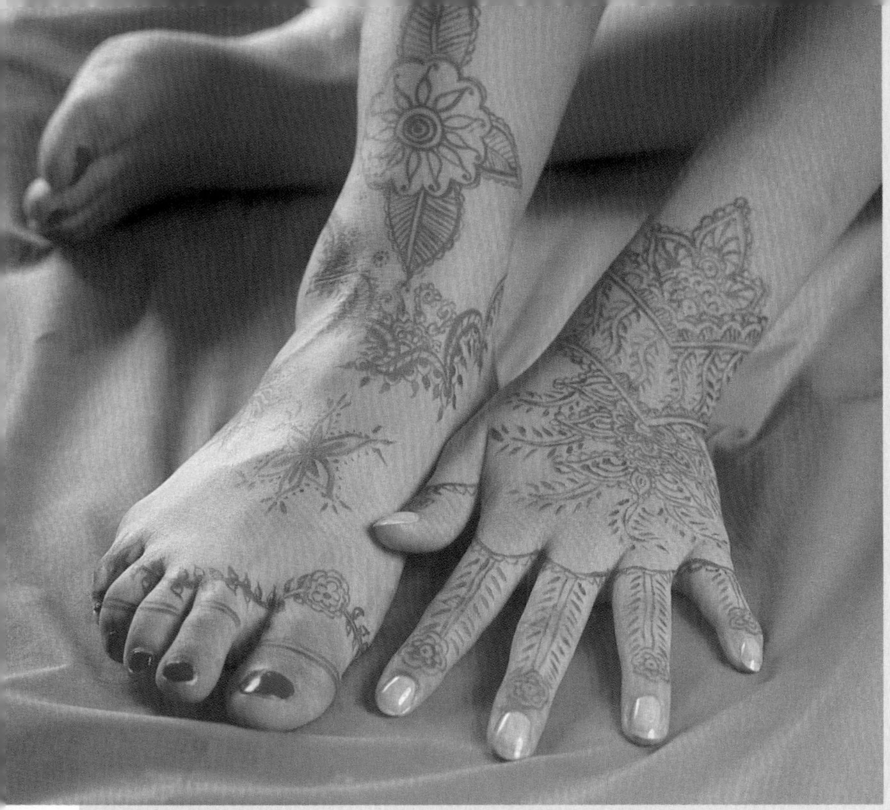

hatte, eine Mixtur aus Ruß, Leinöl und ungelöschtem Kalk auf die gefärbten Hautpartien auftragen solle, um eine Schwarzfärbung zu erreichen.

Auch war es üblich, Öle und Tinkturen, die aus den Blüten des Hennastrauchs gewonnen wurden, zu benutzen, um Sportverletzungen zu behandeln und Gelenkschmerzen zu lindern. Dafür nahm man das damals begehrteste Henna aus Canopus, welches am Nildelta lag.

Tierfelle und Textilien, die als Kleidung dienten, wurden ebenfalls mit Henna gefärbt, und auch in Gräbern fand man Hennablätter, die den Toten mitgegeben worden waren. Offensichtlich wurde Henna also zu dekorativen und zu medizinischen Zwecken genutzt: Man behandelte Haarausfall mit einem Gemisch aus Leinen und Henna, das in Öl gekocht, mit Fliegenkot vermischt und als Brei auf die Kopfhaut aufgetragen wurde.

Im Ägypten des 18. Jahrhunderts gab es die sogenannte Henna-Nacht. Diese fand einige Tage – meistens drei – vor der Hochzeit statt. Die Braut war in dieser Nacht mit ihren Freundinnen zusammen, und es wurden Liebeslieder und Hochzeitslieder für sie gesungen. Währenddessen verarbeitete man eine große Menge Henna mit ein wenig Wasser zu einem Klumpen, den die Braut als erste in die Hand nahm, dann von Gast zu Gast weitergab, wobei jeder eine Münze in ihn hinein steckte. Dieser mit Geld gespickte Klumpen wurde dann in ein Wasserbecken gegeben. Die Reste des Hennapulvers wurden auf

Hände und Füße der Braut gestrichen und diese für die Nacht mit einem Tuch umwickelt. Der Bräutigam verbrachte diese Nacht mit seiner Familie in deren Haus. Ihm wurde der rechte kleine Finger mit Henna rot gefärbt, ein Symbol für den in der Hochzeitsnacht durchgeführten Jungfrauentest. Die rote Farbe symbolisiert Fruchtbarkeit und Potenz.

Man nimmt an, daß Henna entweder von den Mogul-Herrschern oder schon viel früher nach Indien gebracht wurde. Jedenfalls entwickelte sich bereits vor mehreren Jahrhunderten die Körperdekoration mit Henna zu einer hoch angesehenen Kunst. Die in der Mehndibemalung verwendeten Ornamente wurden im Laufe der Zeit immer detaillierter

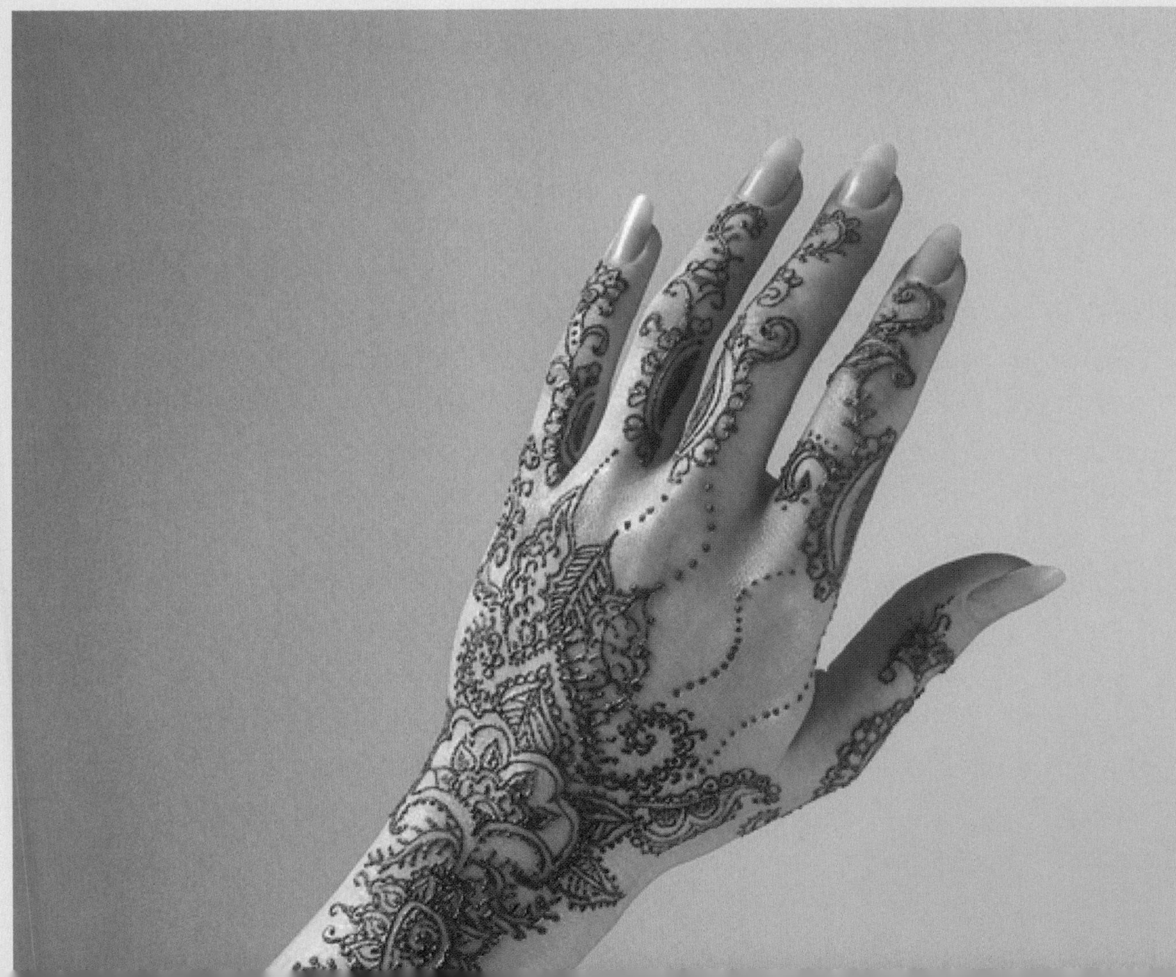

und komplizierter. Feine Ziselierungen wurden mit floralen Ornamenten kombiniert und mit Zeichnungen von Tieren oder den Konferfeis der Brautleute oder anderen Personen verwoben. Hier erkennt man oft eine Ähnlichkeit mit den im Art Deco gebräuchlichen Ornamenten, die von den indischen Motiven beeinflußt wurden.

Zunächst war die Mehndibemalung ein Privileg der sozial Höhergestellten, später jedoch wurde diese Kunst im ganzen Land bekannt, und auch einfache und arme Menschen fanden Gefallen daran, sich für Festtage auf diese Art zu schmücken. Auf alten Abbildungen sieht man Hindu-Gottheiten, vor allem den Gott Krishna, die ihre Hände und Füße mit Mehndi schmückten. Auch Künstlerinnen (Genikas), Schmuckhandwerkerinnen, Tempeltänzerinnen und Liebesdienerinnen (Deva Dasis), die im Dienste des Gottes Krishna standen und mit ihm verheiratet waren, trugen diese Bemalungen. Bei ihnen waren nicht nur Hände und Füße mit Mehndis verziert, sondern auch ihre Scham, die in Form eines Dreiecks bemalt wurde, nachdem die Schamhaare entfernt worden waren.

Mehndi hatte immer etwas mit Erotik zu tun. Im Kamasutra, dem berühmten altindischen Lehrbuch der Liebeskunst, werden Hennablätter als Aphrodisiakum und zu kosmetischen Zwecken empfohlen. Auch im Koran findet die Hennapflanze Erwähnung, und in der Bibel wird die Verwendung von Henna in Kombination mit Weihrauch als Räucherwerk zu religiösen Festlichkeiten aufgeführt.

Im gesamten Orient wird die Hochzeitszeremonie immer von einer Mehndibemalung begleitet. Mehndi wird jedoch auch zur reinen Verschönerung und als Körperschmuck angewandt.
Es bedarf nicht immer eines Anlasses, daß Frauen zusammentreffen, um sich einen ganzen Tag lang nur sich selbst und ihrer Schönheit zu widmen. Es gibt einige Regionen, in denen es auch den Männern erlaubt ist, sich mit speziell ihnen vorbehaltenen Motiven zu schmücken. Grundsätzlich ist es allen Frauen erlaubt, Mehndis zu tragen, außer Witwen.

Mehndi als Brautschmuck

Eine indische Mehndi-Nacht, die zirka drei Tage vor der Vermählung stattfindet, geht folgendermaßen vonstatten: Alle Frauen der Familie kommen zusammen, und nachdem man sich ausgiebig gereinigt (im Vorderen Orient suchen die Frauen den Hammam, ein Dampfbad, auf) und von sämtlichen Körperhaaren befreit hat, wird die Mehndi-Meisterin gerufen, wenn sie nicht schon Mitglied der Familie und somit anwesend ist. In der Regel werden alle Frauen bemalt, jedoch erhält die Braut das schönste und aufwendigste Mehndi. Im Orient werden grundsätzlich nur Hände und Arme bis zu den Ellenbogen und Füße und Waden bis zu den Knien bemalt. Es sind ohnehin die einzigen Körperteile, die sichtbar sind.

Die Mehndi-Meisterin ist gleichzeitig die Frau, die dafür sorgt, daß der Braut möglichst viele Informationen als Vorbereitung auf die Hochzeitsnacht anvertraut werden. Das heißt: je ausgefeilter, feiner und aufwendiger das Mehndi, desto mehr ist die Braut in erotische Geheimnisse eingeweiht und sollte somit folglich eine besonders gute Geliebte sein. Auf diesem Weg wird dem Bräutigam zur Kenntnis gebracht, wieviel Wissen seiner zukünftigen Frau zugänglich gemacht wurde. In das Mehndi werden häufig die Initialen des Bräutigams verwoben, die dieser dann suchen muß. Dies ist ein raffinierter Weg, natürliche Hemmungen voreinander abzubauen. Immerhin hat sich das Brautpaar erst kurz vorher zum ersten Mal gesehen.

Die Farbintensität des Mehndi hat im indischen Volksglauben eine große Bedeutung: Man glaubt, je dunkler das Mehndi wird, desto fruchtbarer wird die Braut sein, desto länger wird sie leben und desto mehr Liebe wird sie von der Familie ihres Bräutigams und von ihrem zukünftigen Mann empfangen. Allgemein sagt man, wer ein dunkelrotes Mehndi trägt, habe »heißes Blut«, also Temperament, und sei gesund.

In einigen Ländern darf die Bemalung der Braut erst begonnen werden, nachdem die Mutter des Bräutigams den ersten Punkt auf die Hand der Braut aufgetragen hat. Die Braut verbringt die Mehndi-Nacht dick bandagiert, damit das Mehndi sich so gut wie möglich entwickelt. Am nächsten Morgen, nachdem die Bandagen entfernt wurden, hält die Braut ihre Hände über eine Pfanne mit zerstoßenen Nelken, die über hoher Flamme geröstet werden, damit das Henna noch mehr in die Haut einzieht und eine intensivere Wirkung erzielt wird. Danach wird das Kunstwerk mit Henna-Öl eingerieben, um es zu schützen. Besonders die Braut wird sich um eine sorgsame Pflege bemühen, da sie während der Zeit, in der sie das Mehndi trägt, keine Hausarbeiten verrichten muß. Man hat schon davon gehört, daß Frauen in der Nacht aufgestanden sind, um sich erneut zu bemalen und so der Hausarbeit zu entkommen.

Eigentlich ist diese Karenzzeit dazu gedacht, der Frau Zeit und Energie zu geben, sich körperlich ihrem Ehemann widmen zu können und eine perfekte Ehefrau zu werden, die ihren Mann sexuell zufriedenstellt und Nachkommen austrägt.

Weitere Mehndi-Bräuche

Natürlich ist ein Mehndi auch Ausdruck eines bestimmten Lebensstils. Wenn eine Frau einen wohlhabenden Mann geehelicht hat, verblaßt ihr Mehndi wahrscheinlich nicht so schnell, da sie nicht abwaschen und ähnliche niedere Arbeiten verrichten muß. Trägt sie ein aufwendiges Mehndi, besitzt sie wahrscheinlich genügend finanzielle Mittel, um sich eine Mehndi-Meisterin zu leisten, während die Frauen des einfachen Volks nicht so viel Zeit und Geld haben, so daß die Frauen sich selbst und ihre Töchter mit einfachen Motiven bemalen.

Auf Basaren und Märkten gibt es meist die Möglichkeit, sich für wenig Geld schnell bemalen zu lassen. Einfache Frauen, die viel und hart arbeiten müssen, tauchen häufig ihre Hände nach getaner Arbeit in einen Henna-Bottich, um die kühlende Wirkung zu genießen.

In Marokko und Tunesien bemalen sich die Frauen traditionell bei Festen mit familientypischen Motiven. Dort glaubt man an die geistervertreibende Wirkung eines Mehndi. Hier wird die Mehndi-Meisterin auch *Negassah* genannt. Die überlieferten Motive sollen verhindern, daß feindliche negative Kräfte ihren zerstörerischen Zauber entfalten können.

Selbstverständlich bedeutet das Mehndi auch hier – wie im gesamten Orient – Fruchtbarkeit, Glückverheißung und Gesundheit. In einer marokkanischen Henna-Nacht wird die reich geschmückte Braut auf ein Podest gesetzt und mit Tanz und Gesang unterhalten, während sie bemalt wird. Gleichzeitig werfen die Gäste Geld in ein Körbchen für das schöne Mehndi, damit es sich zur Hochzeit in vollster Pracht entfalten kann. Die Grundmuster bestehen aus Kreuzen, Punkten, geraden Linien und Dreiecken. Oft wird eine stilisierte Dattelpalme oder ein Palmenzweig, Siyala genannt, gemalt. Sie gilt als das femininste Muster und Symbol der Fruchtbarkeit, und wird deshalb auch häufig bei jungen Frauen, die in der Pubertät sind, benutzt.

Auch in Persien ist die Hennabemalung seit Jahrhunderten bekannt. Hier werden aber einfachere Muster bevorzugt. Im heutigen Iran ist diese uralte Tradition jedoch etwas in Vergessenheit geraten. In Pakistan dagegen, wo das Mehndi eine ähnliche Blütezeit erlebt wie in Indien und immer noch intensiv praktiziert wird, benutzt man auch ähnliche Ornamente wie dort. Jedoch dürfen aufgrund des moslemischen Glaubens keine Tiere, Menschen oder Blumen abgebildet werden.

Im Islam, der das Mehndi auf seinem Siegeszug durch die Länder des Orients verbreitet hat, ist es die einzige Art von Körperschmuck, mit dem eine Frau in einer Moschee geduldet wird, da Wasser ein Mehndi durchdringen kann (was bei Make-up oder Nagellack nicht der Fall ist) und die Frau somit porentief gereinigt am Gottesdienst teilnehmen kann. Auch während der Fastenzeit, dem Ramadan, ist es den Gläubigen erlaubt, sich mit Henna zu schmücken. So ist es nicht zuletzt ein geeignetes Mittel, vom Hunger abzulenken. Der Prophet Mohammed, der Begründer des Islam, hatte Henna zu seiner Lieblingspflanze auserkoren. Er nannte sie *Syadu Riahin*, die beste aller Pflanzen, und färbte sich sogar sein Haar damit.

In Südostasien, Malaysia und Indonesien kann eine Verquickung der indischen und vorderorientalischen Motive beobachtet werden.

Im Nahen Osten werden florale Motive mit geometrischen Mustern kombiniert. Auch Teile der jüdischen Bevölkerung praktizieren die Mehndi-Nacht vor der Hochzeit. Sie verwenden ebenfalls florale und geometrische Muster.

In der Türkei werden die Hände bemalt, indem man einen Finger in Hennafarbe taucht und grobe einfache Muster auf die Handflächen aufbringt. Zumeist setzt man einen Punkt in die Innenfläche der Hände, der eine segensverheißende und glückbringende Wirkung haben soll.

»Henna-Tattoos«

Weithin geläufig für Mehndis ist die Bezeichnung »Henna-Tattoos«. Wir verwenden diesen Begriff grundsätzlich nicht, da er den Eindruck erweckt, daß das Henna wie bei einem dauerhaften Tattoo mit Hilfe von Nadelstichen unter die Haut gebracht wird. Das ist eine sehr schmerzhafte Methode, die überhaupt nicht zur Philosophie der Mehndi-Kunst paßt, die eigentlich etwas sehr Sinnliches und Erotisches beinhaltet. Ein Mehndi scheint mit dem Körper verwoben, wirkt völlig natürlich. Ein Tattoo dagegen sticht immer stark hervor und sieht unnatürlich aus. Die Farben passen sich nicht dem Hautton an, es lebt sozusagen nicht. Wir möchten deshalb an dieser Stelle betonen: Mehndi ist keine Alternative zum Tattoo. Es ist eine eigene Form der Körperkunst, deren Anhänger sich in der Regel stark von den Freunden der permanenten Pigmentierung unterscheiden.

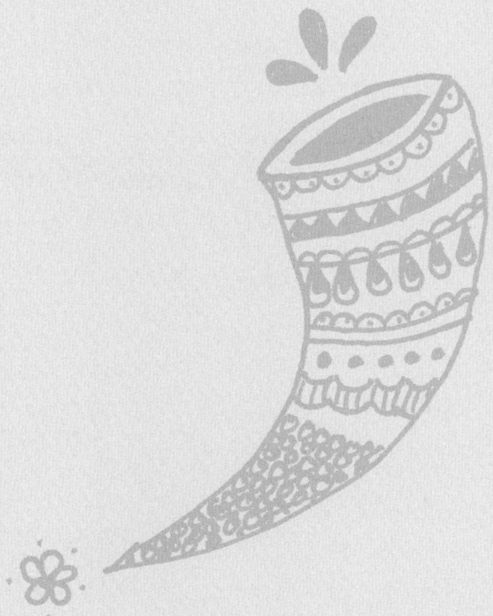

Mehndi, Mehendi, Maruthani...

Mehndi ist der gebräuchlichste Begriff für die Körperdekoration mit dem Naturstoff Henna. Er leitet sich aus dem Wort *Mendhika* ab und wird im Indischen (Hindi) *Mehendi* ausgesprochen. Das Wort *Mendhika* stammt aus dem Sanskrit und bedeutet »das, was Farbe gibt«. Mehndi heißt im Hindi aber auch die Hennapflanze. In Ägypten nennt man diese Art des Körperschmucks *Puker*. *Henna* oder *Henne* entstammen den Wörtern *Alhenna* und *Alkhanna*, die aus dem Spanischen kommen und heute im arabischen Raum sprachlich eingewoben sind.

Die südindische Bezeichnung für Mehndi lautet *Maruthani*, im Altgriechischen heißt es *Kypros* und im Althebräischen *Kopher*. Ferner sind folgende Bezeichnungen für Mehndi gebräuchlich: *Khidab, Mendee, Jamaica Mignonette, Egyptian Privet, Smooth Lawsonia, Reseda, Saumer*.

Das Wort Mehndi selbst wurde bisher nur in Indien und Pakistan benutzt und ist in diesen Regionen auch ein durchaus gebräuchlicher Frauenname. In der arabischen Welt ist Henna ebenfalls ein relativ häufiger Frauenname.

In der indischen Mythologie gibt es eine Sage über die Entstehung des Mehndi. Sie besagt, daß Rama, eine der Hauptgottheiten der Hindus, mit seiner Frau Sita 14 Jahre im Exil verbringen mußte. Da Sita während dieser Zeit in den Wäldern keine rote Farbe für ihren Kumkum (roter Punkt auf der Stirn, den

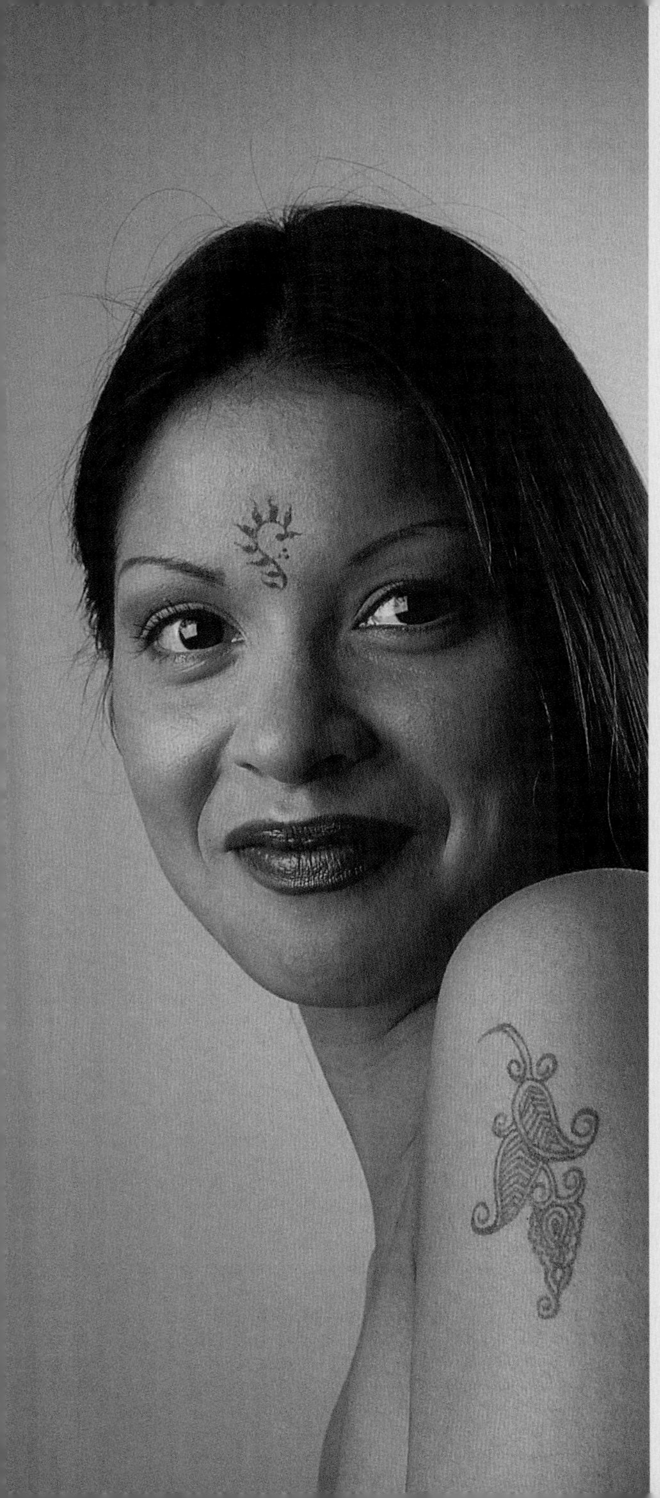

jede verheiratete Frau in Indien tragen sollte), finden konnte, legte sie einen Hennasamen in die Erde. Aus diesem sproß die Pflanze, die ihr – und seitdem allen indischen Frauen – die Farbe für ihr Stirnmal schenkte.

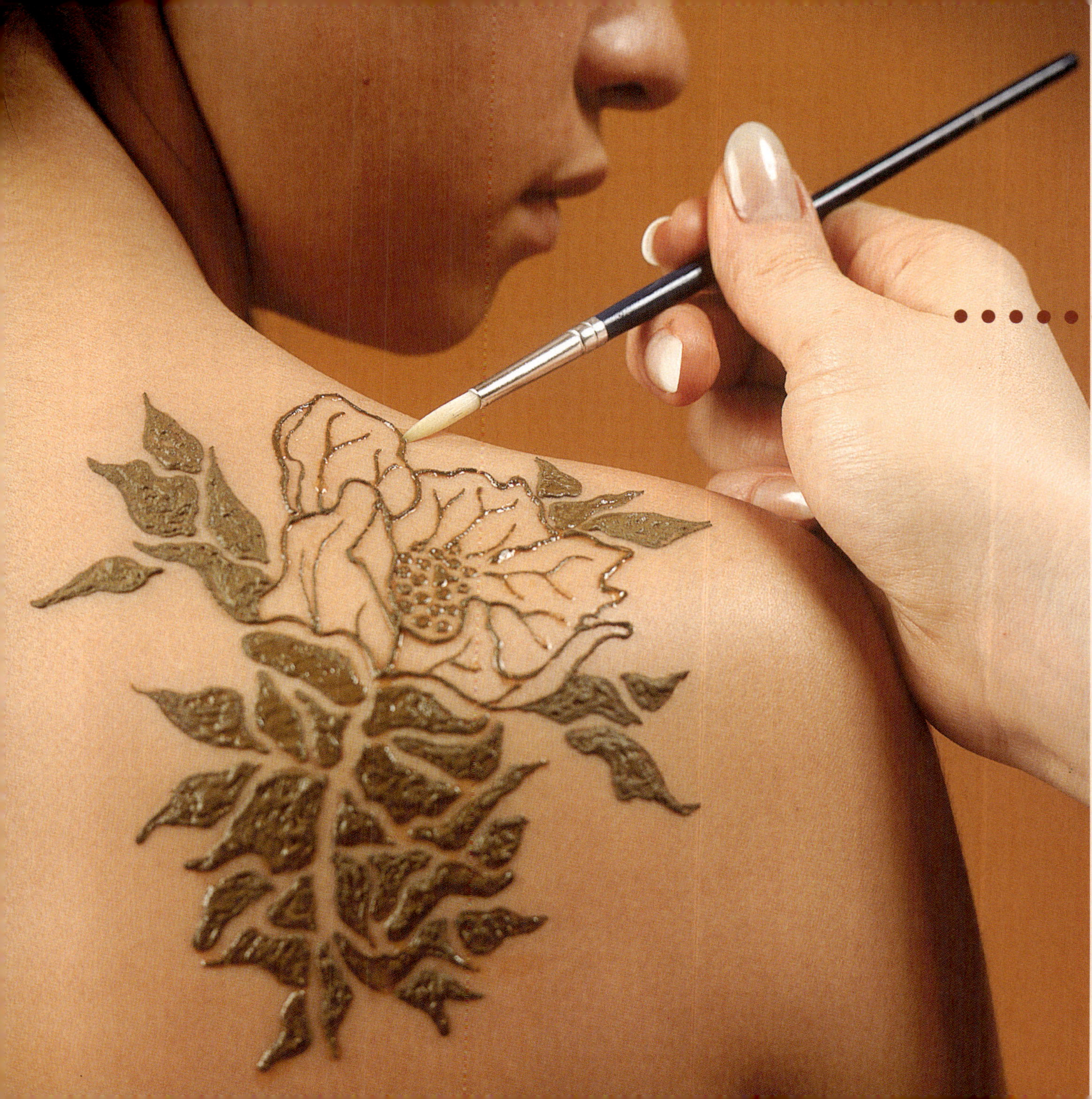

Mehndis selber machen

Jeder kann Mehndis selber machen. Die Paste anzurühren ist nicht schwer, außerdem gibt es inzwischen bereits Hennapaste in der Tube zu kaufen. Wer sich kein schönes Muster zutraut, kann mit Schablonen arbeiten. Aber mit ein bißchen Übung wird man schnell zum Meister! Probieren Sie es einfach mal aus, ab Seite 69 finden Sie viele Motive, die Sie abzeichnen oder kopieren können.

Am schönsten ist die Mehndi-Malerei natürlich mit Freunden oder Freundinnen. Es ist unterhaltsamer und man kann sich besser gegenseitig bemalen.

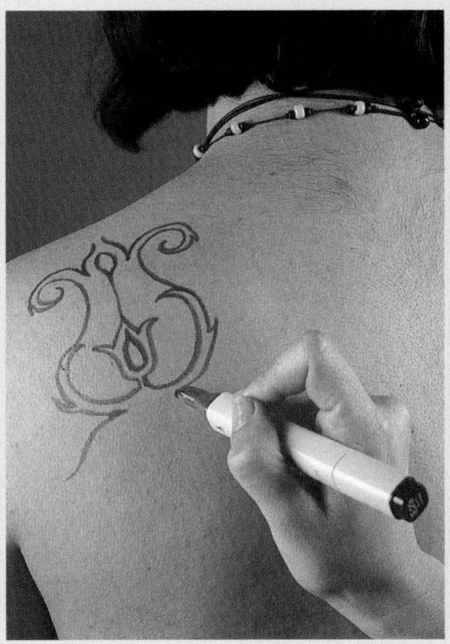

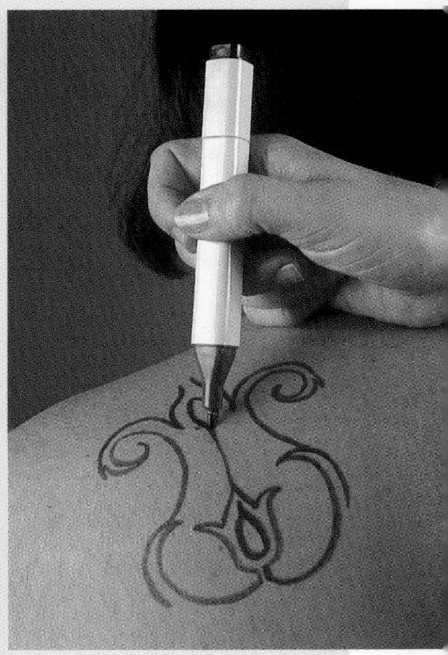

Das Hennapulver: Qualität und Farbe

Lawsonia inermis ist die botanische Bezeichnung für diesen Strauch, der zu der Familie der Weiderichgewächse gehört und zirka zwei bis vier Meter groß wird. Seinen Namen bekam er von dem Botaniker John Lawson, der die Pflanze in Indien entdeckte. Der Farbstoff, der für die Rotfärbung verantwortlich zeichnet, heißt *Lawson* und *inermis* bedeutet »unbewaffnet«, da der Strauch dornenlos ist. Der Strauch trägt kleine, süß duftende creme- bis rosafarbene oder rote Blüten, aus denen ein betörendes Parfum hergestellt werden kann. Die kleinen blauschwarzen Beeren der Pflanze sind für eine regulierende Wirkung auf den Blutfluß der Frau während der Menstruation und nach der Geburt eines Kindes bekannt.

Grundsätzlich weist die Pflanze antiseptische (keimtötende) und adstringierende (zusammenziehende) Eigenschaften auf. Aus den Blättern kann man ein hervorragendes Deodorant sowie ein erfrischendes Tonikum herstellen. Seit Jahrtausenden werden die Blätter ganz oder zerrieben auf Wunden aufgelegt, um die Heilung zu beschleunigen. In Afrika mischt man Henna mit Essig, um Fieber zu senken und Kopfschmerzen zu lindern.

Henna hat außerdem eine stark entgiftende Wirkung auf die Haut und wird deshalb schon seit langem zur Behandlung von Lepra, Pocken, Pilz- und Bakterieninfektionen, Gelbsucht, Rheuma und Arthritis sowie bei Haut- und Darmkrebs eingesetzt.

Aus den Blüten kann man ein überaus wertvolles Henna-Öl herstellen, das hervorragend für die Pflege eines Mehndis geeignet ist. Das außergewöhnlich duftende Öl imprägniert und intensiviert das Mehndi, macht es haltbarer und verstärkt die Farbe.

Die Hennapflanze wächst und gedeiht nur in heißem, trockenem Klima und ist im gesamten Orient sowie in China, Indonesien, auf den Westindischen Inseln und in Afrika beheimatet.

Die färbende Eigenschaft erhält die Pflanze von der in ihr enthaltenen Tanninsäure. Aufgrund der schon erwähnten adstringierenden Substanz hat auf die Haut aufgetragenes Hennapulver einen extrem kühlenden Effekt. Nicht zuletzt deshalb verwenden die Frauen im Orient diese Pflanze, um im unerträglich heißen Klima Linderung zu finden. Sie tragen die Paste auf die Handflächen und Fußsohlen auf, um so die Transpiration zu vermindern.

Auch Allergikern und Neurodermitikern braucht man auf keinen Fall davon abzuraten, sich mit Henna zu schmücken. Während unserer langjährigen Erfahrung ist nicht einmal eine allergische Reaktion auf diese Substanz aufgetreten. Selbst bei sehr empfindlichen und allergiegeplagten Menschen haben wir noch nicht ein einziges Mal eine Rötung der Haut oder ähnliches feststellen können. Das wäre eigentlich auch verwunderlich, denn, wie bereits beschrieben, besitzt Henna heilende Eigenschaften, die selbst sensible und irritierte Haut beruhigen und pflegen. Es ist sogar bekannt, daß viele Frauen ihre Vagina mit Hennapaste bestreichen, um eine kühlende Wirkung für den ganzen Körper zu erreichen.

Zur Vorsorge sollte jedoch jede Mehndi-Meisterin auf Anfrage bereit sein, einen Allergietest durchzuführen. Bei so einem Test wird lediglich ein kleiner Punkt der Hennapaste in die Armbeuge aufgetragen und dieser Test wird dann 24 Stunden lang beobachtet.

Henna ist in Europa schon seit langer Zeit als Haarfärbemittel und für eine ausgleichende Wirkung auf kraftlose Haare sowie fettige und schuppige Kopfhaut bekannt. Das aus den Blättern gewonnene Pulver wird meistens mit zerriebenen Teilen anderer Pflanzen wie Indigo, Sennespflanze und Walnuß oder mit Metallsalzen vermischt, um unterschiedliche Farben zu erzielen. Leider färben diese Mixturen aber nur die Haare und nicht die Haut, denn die Nachfrage nach verschiedenen Hennafarben für die Mehndi-Bemalung ist immens groß. Das heißt: Nur die Blätter der *Lawsonia inermis* sind geeignet, die Haut zu färben, und zwar in nur einem Farbton, nämlich rotbraun.

Achtung vor* schwarzem *Henna:
Mittlerweile gibt es diverse dubiose Anbieter von angeblich anders färbendem Henna, die zunächst das begehrte Schwarz anbieten. Das kann aber kein reines Henna sein, auch wenn damit geworben wird. Es handelt sich in der Regel um extrem giftige Substanzen, die dem Henna – wenn überhaupt Henna darin enthalten ist – beigemischt wurden. Der spätere Farbton sieht übrigens auch nicht schwarz aus, sondern wird zu einem unschönen Grau. Hier handelt es sich um Substanzen wie chemische Lösungsmittel, Benzin, Ruß, Kalk, Teer und diverse andere schädliche Ingredienzen, die, sobald sie mit der Haut in Berührung kommen, in die Blutbahn gelangen und im schlimmsten Fall sogar krebserregend wirken können.

In den USA sind viele Fälle bekannt geworden, in denen Personen sich mit sogenanntem schwarzem Henna haben verzieren lassen, anschließend in einen Swimmingpool gesprungen sind und sich dann der Sonne ausgesetzt haben. Daraufhin bildeten sich bei Ihnen riesige Blasen auf der Haut, die häßliche Narben hinterließen. Offensichtlich reagierte hier das schwarze Henna auf das Chlorwasser und auf die dann folgende intensive Sonneneinstrahlung. Fazit: Lassen Sie die Finger davon! Auch in Europa ist ein Produkt dieser Art in Umlauf, das inzwischen allerdings vom Markt genommen werden mußte.

In den Ländern Nordafrikas werden teilweise Gummireifen oder Sohlen von Sportschuhen verbrannt und die Rückstände dann dem Henna zugefügt. Auch wird der Ruß von Kochtopf und Herd abgekratzt und dem Henna beigemengt, um eine Schwarzfärbung der Haut zu erzielen. Diese Färbungen, die aufgrund ihrer chemischen Eigenschaft die Haut ätzen (brennt meistens!), dringen in tiefere Hautschichten ein und können durchaus monatelang sichtbar bleiben! Daß hiervon abzuraten ist, bedarf keiner besonderen Erwähnung.

In Nordafrika wird diese Methode *Harqus* genannt, im Sudan ist die Bezeichnung für schwarzes Henna, welches durch die beschriebene Behandlung erzielt wird, *Saumer*. Auch ist es üblich, gerade bemalte Hände über eine Feuerstelle zu halten, so daß der Rauch das ursprünglich rote Henna, nachdem die Paste abgebürstet wurde, in einen schwarzen Farbton verwandelt. Diese Methode nennt man *Dulkan*.

Wir von *Art with Love* arbeiten intensiv daran, in naher Zukunft ein schwarzes Henna anbieten zu können, das frei von chemischen Zusätzen ist und nur aus natürlichen Stoffen besteht.

Die Hennapflanze wird auf großen Feldern angebaut. Die Blätter, die den Farbstoff enthalten, werden zweimal im Jahr geerntet, im März/April und im September/Oktober. Für das in der Mehndi-Malerei eingesetzte Henna verwendet man ausschließlich die jungen Triebe des Strauches, denn diese enthalten das meiste Chlorophyll – ein grüner Farbstoff – und den größten Anteil des rot-gelben Farbstoffes Lawson. Sie werden sofort nach der Ernte in der Sonne getrocknet, dann ultrafein gemahlen, licht- und luftgeschützt verpackt und unverzüglich für den Export vorbereitet.

Die entscheidenden Kriterien für ein gutes Mehndi-Hennapulver sind die Frische und die Farbe. Je frischer und grüner das Pulver, desto intensiver wird die Farbbildung sein. Je sorgsamer die Ernte durchgeführt wird, desto besser ist natürlich die Qualität.

Die übrigen Blätter der Pflanze und teilweise auch die Äste werden nach dem Trocknen nicht ganz so fein gemahlen und für die Produktion von Haarfärbemitteln und Henna-Shampoos verwendet. Dieses Pulver ist meistens graubraun oder oliv und eignet sich nicht für die Mehndi-Malerei.

Das Auftragen des Hennas

Die Hennapaste kann auf verschiedene Weise auf die Haut aufgetragen werden. Traditionell am weitesten verbreitet sind selbstgedrehte Spritzbeutel aus robustem Plastik. Heute nimmt man häufig Gefrierbeutel. Aufgrund des geringen Preises werden solche Spritzbeutel in den ärmeren Ländern viel benutzt. Man kann allerdings tatsächlich hervorragend mit ihnen arbeiten. Auch wir haben, bevor wir unser Set konzipiert haben, ausschließlich Spritzbeutel verwendet. Sie sind sehr einfach herzustellen und man sollte für Notfälle immer einige davon zur Hand haben.

Herstellung eines Spritzbeutels

Schneiden Sie einen durchsichtigen Gefrierbeutel an den Nähten auf, so daß Sie zwei gleiche Teile erhalten. Dann schneiden Sie diese noch einmal diagonal durch und rollen ein solches, dadurch entstandenes Dreieck zu einer Spitztüte. Formen Sie die Tüte mit zwei Fingern aus. Verkleben Sie dann sämtliche Nahtstellen mit Tesafilm. Füllen Sie diesen Beutel zur Hälfte mit Ihrer angerührten Hennapaste. Falten Sie nun die überstehenden Enden so um, daß alle Luft vollständig aus dem Beutel entweicht und verkleben Sie die Enden sorgfältig, damit auch unter großem Druck kein Henna entweichen kann. (Wir kennen keine Mehndi-Meisterin,

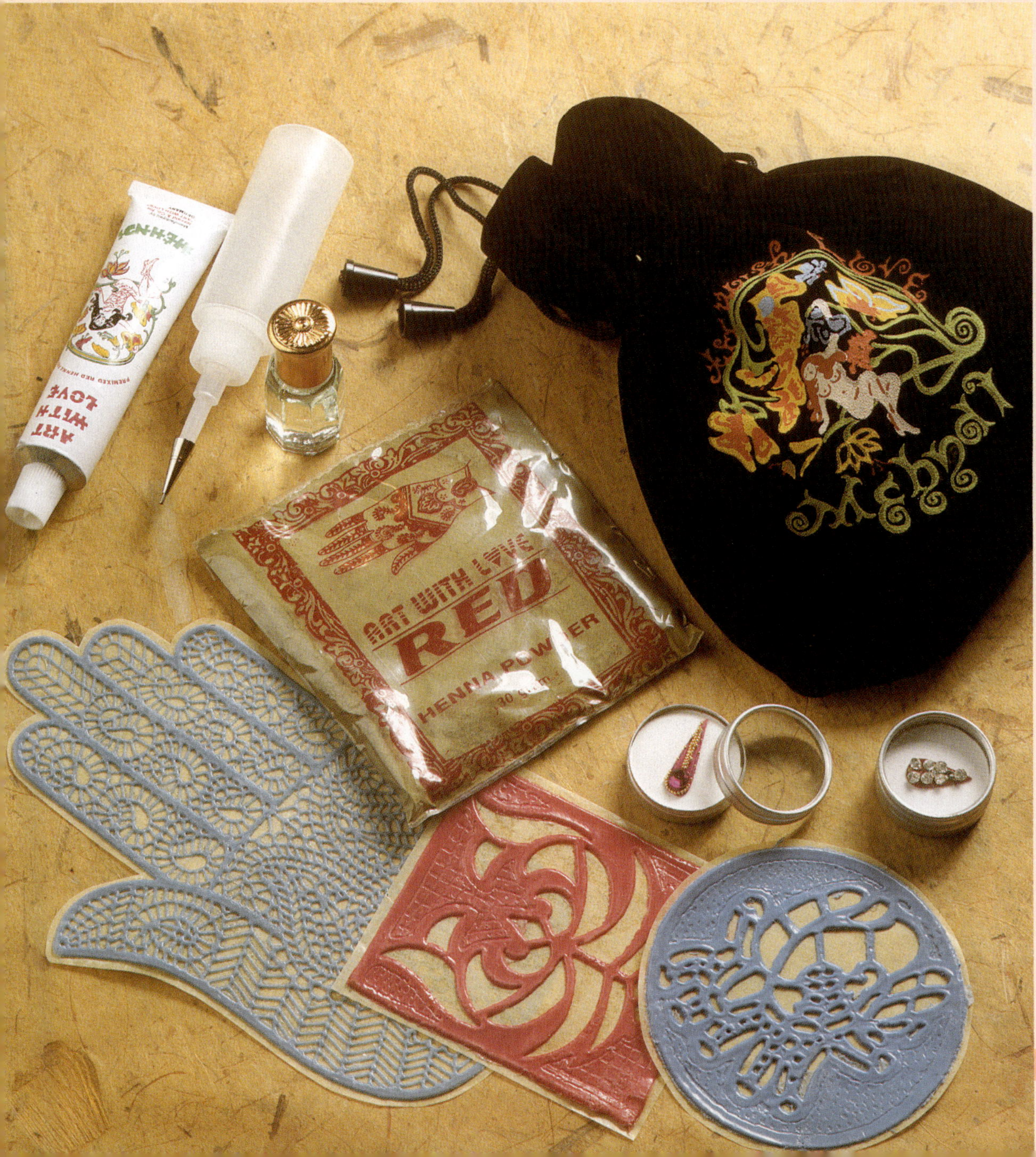

Dieses Komplett-Set enthält alles, was Sie brauchen: Henna-Pulver, Hennapaste, einen Applikator, Schablonen, Mehndi-Öl und zusätzlich Body-Jewels, alles verpackt in einem Samtbeutel (siehe Seite 86).

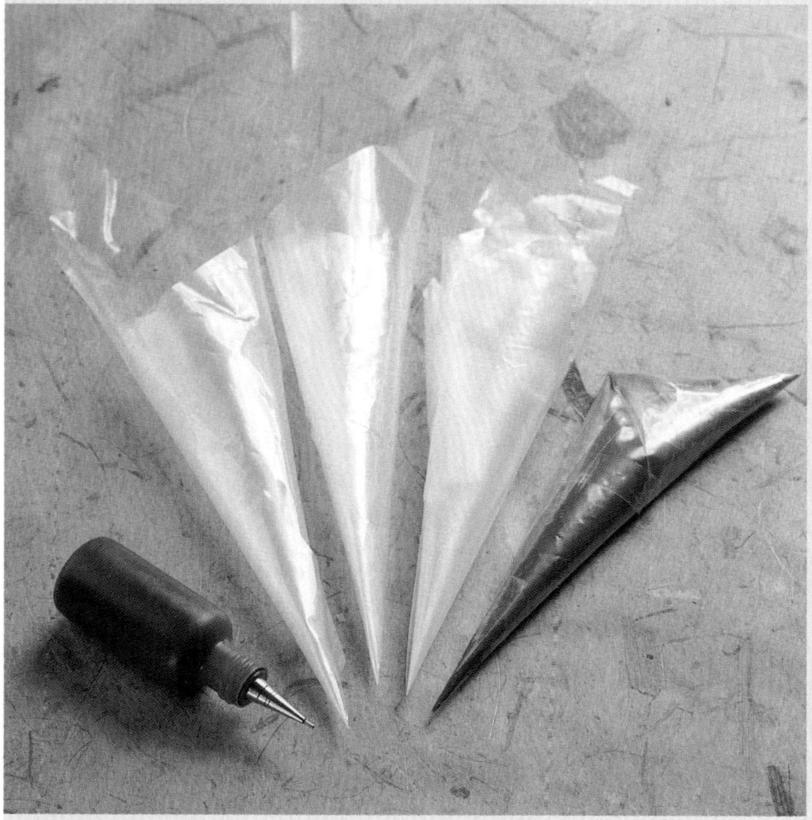

Es ist nicht schwer, einen solchen Spritzbeutel selbst herzustellen. Noch besser kann man allerdings mit einem Applikator arbeiten.

der nicht schon einmal ein Spritzbeutel in der Hand geplatzt wäre!)

Nun können Sie die Spitze der Tüte aufschneiden oder mit einer Stecknadel ein winziges Loch hineinstechen.

Achtung: Hände weg von vorgefertigten Spritzbeuteln aus der Feinkonditorei! Sie sind zwar mehrmals verwendbar, jedoch aufgrund ihrer Materialeigenschaften schlecht zu verschließen und mit einer Naht versehen, die es einem unmöglich macht, feine Muster aufzutragen.

Wem die Herstellung eines Spritzbeutels zu aufwendig ist, dem empfehlen wir die Applikatoren aus unserem *Art With Love*-Set, mit denen wir ausschließlich arbeiten. Sie sind äußerst praktisch und mehrfach verwendbar.

In Nordafrika ist es üblich, riesige Spritzen mit ganz feinen Öffnungen, wie man sie in der Tiermedizin verwendet, zu benutzen. Wir finden diese Methode ziemlich unhandlich, da man beim Malen gleichzeitig auf den Kolben drücken und die Spritze führen muß. Meistens braucht man dafür beide Hände. Aber wenn Sie möchten, probieren Sie es ruhig aus, vielleicht kommen Sie gut damit zurecht.

Teilweise war es (und ist es auch heute noch) üblich, die Paste mit Zahnstochern, Elfenbein- oder Rosenholzstäbchen oder mit feinen Stäben aus Gold aufzutragen. Man taucht dann immer wieder den Stab in die Paste und zieht damit die Linien auf die Haut. Eine recht zeitaufwendige und langwierige Prozedur, finden wir.

Manche Mehndi-Künstler arbeiten ausschließlich mit Pinseln. Unserer Erfahrung nach kann man jedoch mit dieser Methode keine besonders schönen Ergebnisse erzielen, da die feinen Linien zu ungleichmäßig werden.

Für eine solche Arbeitsweise mit Stäbchen oder Pinseln muß man die Hennapaste natürlich in ein geöffnetes Gefäß geben, in das man dann eintaucht, was allerdings dazu führen kann, daß die Paste schnell verdirbt.

Seit einiger Zeit kann man in vielen Geschäften bereits angerührte Hennapaste in Tuben kaufen. Auch *Art with Love* bietet ein solches Produkt an. Es hat den Vorteil, daß das aufwendige Zubereiten der Hennapaste entfällt. Wir empfehlen jedoch, nicht direkt mit der Tube als Applikator zu arbeiten, da man den Fluß der Paste schlecht kontrollieren kann. Es ist dadurch sehr schwer, extrem feine Linien zu ziehen, auf die es beim Mehndi ja ankommt. Wir füllen deshalb die Paste aus der Tube in den Applikator um.

Wir haben auch feststellen müssen, daß leider viele Tuben auf dem Markt angepriesen werden, die wohl preiswert sind, jedoch nicht gut funktionieren. Weshalb diese immer wieder verkauft werden, ist uns unverständlich, da so die Käufer schlechte Erfahrungen mit der Mehndi-Malerei machen müssen.

Gehen Sie beim Einkauf Ihrer Materialien nicht davon aus, daß Sie in ethnischen Supermärkten oder Orientläden von orientalischem Personal besonders gut beraten werden, denn viele der Verkäufer leben schon seit langer Zeit nicht mehr in ihrem Heimatland und sind mit den Tradition ihres Landes nicht unbedingt vertraut.

Viele wenden sich bei der Suche nach einem geeigneten Henna an Bioläden, Reformhäuser oder Apotheken. Aber auch diese Quellen sind kein Garant für gutes Mehndi-Henna, denn diese Geschäfte führen überwiegend Henna, das zum Haarfärben gedacht ist. Wir haben für Sie im Anhang dieses Buches ein ausführliches Bezugsquellenverzeichnis zusammengestellt.

Rezepte zum Anrühren der Paste

Für das Grundrezept, mit dem wir arbeiten, brauchen Sie folgende Zutaten:

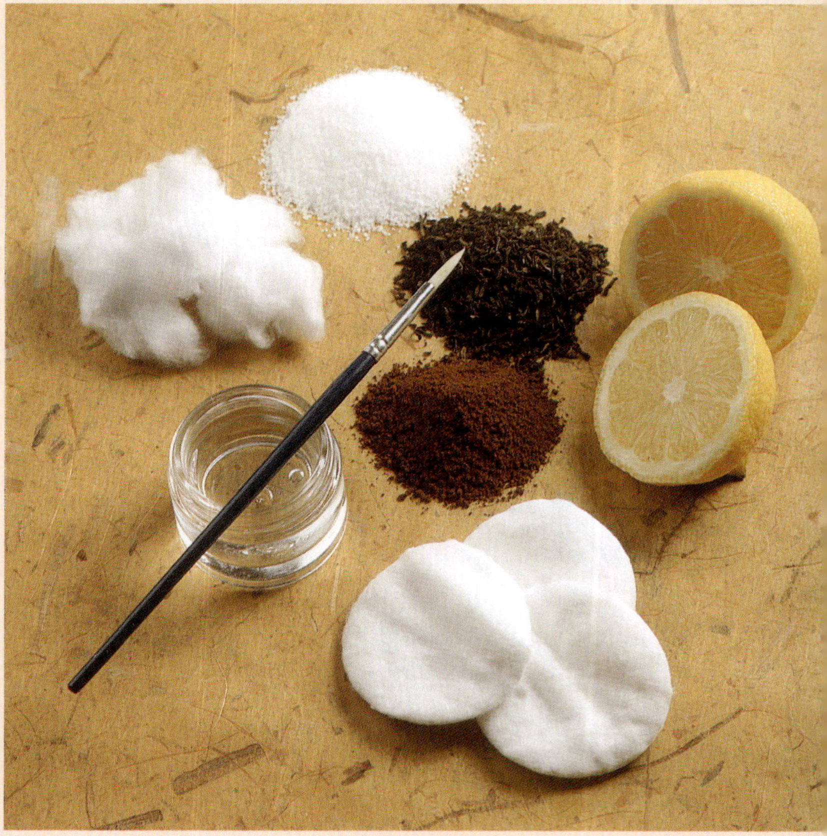

- 30 g Hennapulver
- 1–2 Zitronen
- Mehndi-Öl
- ca. 250 ml schwarzen Tee
- ca. 250 ml starken Kaffee
- Nylonstrumpf
- Aufziehspritze (30ml)
- Applikator oder Spritzbeutel

1. Zunächst sollten Sie das Hennapulver mindestens zweimal durchsieben. Jedes noch so feine Pulver enthält in der Regel Reste von Pflanzenteilen (Stengeln, Ästen und Blättern), die später beim Auftragen die Spitze des Applikators verstopfen und einen gleichmäßigen Fluß der Hennapaste verhindern. Sie können auch eine größere Menge Hennapulver auf Vorrat sieben, damit Sie das nächste Mal gleich mit der Zubereitung der Paste beginnen können.
Nehmen Sie dazu einen feinen Nylonstrumpf (40 oder 60 Denier), streifen Sie diesen über eine Schüssel und geben Sie eine kleine Menge Hennapulver auf den Strumpf. Schaben Sie das Pulver vorsichtig mit Hilfe eines Löffels durch den Strumpf und entfernen Sie sorgfältig den Überschuß, damit er nicht wieder in das Pulver gerät.

Sie brauchen für diesen Vorgang etwas Geduld, weil das Sieben einige Zeit in Anspruch nimmt, aber es lohnt sich! Bewahren Sie das Pulver grundsätzlich in einem lichtgeschützten, gut verschlossenen Behältnis auf, da es sonst seine Färbekraft verliert.

2. Kochen Sie dann etwa 200 ml (einen Becher) starken Kaffee, für den Sie 2 gehäufte Eßlöffel Kaffeepulver nehmen, und etwa 250 ml sehr starken schwarzen Tee (4 Teebeutel pro 250 ml Wasser sollten ausreichen). Nach dem Abkühlen geben Sie beides zusammen und fügen dem Gebräu den Saft einer halben ausgepreßten Zitrone hinzu. Kochen Sie das Ganze nun erneut auf.

3. Danach fügen Sie diesem Sud unter ständigem Rühren das Hennapulver hinzu, bis eine ketchupähnliche Konsistenz entsteht. Die Masse sollte sich zäh vom Löffel lösen. Um eine glatte, breiige Konsistenz ohne Klümpchen zu erhalten, können Sie die Hennamasse mit einem Stabmixer verrühren. So verhindern Sie ein späteres Verstopfen des Applikators.

4. Die Paste sollte, bevor Sie sie verwenden, mindestens vier Stunden lang ruhen, damit sie fermentieren kann. Nur so kann sich die in dem Henna enthaltene Tanninsäure, die für die Färbung der Haut verantwortlich ist, voll entwickeln.

5. Nach ein paar Stunden ist die Paste gebrauchsfähig. Sie können dann noch 2–3 Tropfen Mehndi-Öl sowie einige Tropfen frischen Zitronensaft hinzufügen und alles intensiv miteinander vermischen. Mit Hilfe einer Aufziehspritze, die Sie in jeder Apotheke bekommen, können Sie nun die Paste sauber und einfach in den Applikator füllen.

6. Heben Sie Paste, die übrig bleibt, in einem lichtgeschützten, möglichst luftdicht abgeschlossenen Plastikbehälter (am besten eignet sich Tupperware) im Kühlschrank auf. Sie hält sich so etwa eine Woche, dann sollten Sie sie wegtun. Unbrauchbar gewordene Paste erkennen Sie daran, daß sich die Farbpigmente unten absetzen, während die Flüssigkeit obenauf schwimmt. Bei noch längerer Lagerung bildet sich Schimmel.

Ein Rezept für besonders starke Färbung

1. Sieben Sie das Hennapulver, wie oben beschrieben.

2. Bringen Sie $^1/_2$ Liter Wasser zum Kochen und fügen Sie 4 Beutel schwarzen Tee, 4 Teelöffel Kaffee und den Saft von 4 Limonen hinzu. Sollten Sie ungespritzte Limonen zur Verfügung haben, können die Schalen auch mitgekocht werden, da aufgrund ihres hohen Säuregehaltes eine noch intensivere Farbe erzielt werden kann.

3. Den Sud lassen Sie nun ca. eine Stunde auf kleiner Flamme köcheln. Nach dem Abkühlen gießen Sie ihn durch einen Filter, um sämtliche Rückstände zu entfernen.

4. Verfahren Sie dann weiter wie im ersten Rezept.

Südindisches Rezept

Verfahren Sie wie in dem Rezept für besonders starke Färbung, geben aber statt der Limonen Tamarindenblätter oder -paste in das kochende Wasser.

Traditionelles marokkanisches Rezept

1. Bereiten Sie das Hennapulver wie bei den anderen Rezepten beschrieben vor.

2. Kochen Sie eine Tasse starken schwarzen Tee und lassen ihn einen Tag ziehen.

3. Lassen Sie eine Tasse frischen Zitronensaft einen Tag lang in der Sonne stehen.

4. Nun vermengen Sie diese Flüssigkeiten mit dem Hennapulver und verfahren weiter wie oben beschrieben.

5. Mischen Sie, bevor Sie das Henna auf die Haut auftragen, etwas Rosen- und Orangenblütenwasser zu gleichen Teilen und reinigen Sie die zu bemalende Hautstelle damit.

Tips und Tricks:

■ Ein anderes, nicht so weit verbreitetes, indisches Rezept besagt, daß der Saft aus den Stengeln der Hennapflanze zusammen mit Teilen der Hennawurzel mit Kalkmilch zu einer Paste vermischt und dann auf die Haut aufgetragen wird.

■ In Malaysia zerstampft man die Hennablätter und vermischt sie mit klebrigem Reis und etwas Wasser, um eine Paste herzustellen.

■ Auf den pazifischen Inseln wird Okra statt Reis verwendet.

■ Ein nicht so gebräuchliches marokkanisches Rezept empfiehlt die Verwendung eines Eies als Zusatz zu den üblichen Zutaten.

■ Weitere – zum Teil zugegebenermaßen sehr exotische Zutaten – sind zum Beispiel: Buttermilch, Joghurt, Rotwein oder Büffelurin.

Jede Mehndi-Meisterin hat in der Regel ihr eigenes, geheimes Rezept, nach dem sie arbeitet, und sie wird es mit an Sicherheit grenzender Wahrscheinlichkeit nicht preisgeben, weil jede Mehndi-Meisterin ihren Ehrgeiz darein setzt, die intensivste Farbe und die längste Haltbarkeit zu erzielen.

Wir möchten an dieser Stelle noch einmal betonen: Seien Sie vorsichtig bei Mehndi-Künstlerinnen, die andersfarbiges Henna anbieten. Auf unseren Reisen rund um den Erdball sind uns Menschen begegnet, die Ihrem Henna Zutaten wie Haarfärbemittel, Nagellackentferner, Dauerwellenpräparate und etliche andere Chemikalien beigefügt haben. Man kann dies in der Regel am Geruch erkennen und sollte sofort Abstand davon nehmen!

Leider kann man die Farbe eines Mehndis nicht durch Zugabe von Lebensmittelfarbe, Tinte oder ähnlichen Substanzen zum Hennapulver beeinflussen – es funktioniert einfach nicht!

Wenn Ihnen Ihr Mehndi nicht mehr gefällt und Sie es entfernen möchten, oder wenn Sie unliebsame Flecken auf den Händen oder an anderen Hautstellen haben, können Sie versuchen, die Farbe mit einer Bleichcreme zu entfernen. Sie sollten damit allerdings äußerst vorsichtig sein, die meisten dieser Cremes wirken stark ätzend und austrocknend!

Wir haben auch von einer Methode erfahren, bei der man Dauerwellenfixierung verwendet hat, um ein Mehndi zu bleichen. Da diese Lösungen in der Regel stark auf der Haut brennen, ist auch davon abzuraten. Haben Sie ein wenig Geduld: Eine Nagelbürste, ein Peeling, viel Seife und Wasser werden Ihr Mehndi auf ganz natürliche Weise verschwinden lassen. Eine aufgeschnittene Zitrone, mit der Sie die Hautstelle abreiben, kann aufgrund der in ihr enthaltenen Säuren ein übriges tun.

Darüber hinaus gilt: Eine Bemalung, die mit viel Zeit, Geduld und Liebe aufgebracht wurde, sollte man nicht schnell und lieblos entfernen. Das paßt nicht zur Philosophie der Mehndi-Kunst.

Vorbereitung der Haut

Für eine optimale Vorbereitung der Haut benötigen Sie die folgenden Gegenstände:

- Peelinghandschuhe oder eine Peelingcreme
- Wattepads
- Alkoholhaltiges Rosenwasser-Tonic
- Mehndi-Öl

1. Zunächst sollten Sie die Haut dort, wo Sie das Mehndi aufmalen möchten, mit einem Peeling von abgestorbenen Hautzellen befreien. Diese Prozedur ist unbedingt notwendig, damit Ihr Mehndi eine möglichst lange Lebensdauer hat. Dafür können Sie ein Creme-Peeling nehmen, das jedoch keine rückfettenden Substanzen enthalten sollte, da die Haut völlig fettfrei sein muß, um ein lückenloses Auftragen der Paste zu gewährleisten. Wir empfehlen allerdings einen Peeling-Handschuh, den Sie immer wieder verwenden können. Nach jeder Behandlung können Sie ihn in der Waschmaschine waschen. Außerdem hinterläßt der Handschuh im Gegensatz zum Creme-Peeling keine Rückstände, die Sie dann wieder entfernen müssen.

Wenn Sie kein Peeling durchführen, wird das Mehndi wesentlich schneller verblassen, da die Paste dann auf tote Hautschüppchen aufgetragen wird, die bald von der Haut abgestoßen werden.

Die menschliche Haut besteht aus drei Schichten: der obersten Schicht (Epidermis), der Fettschicht und der Basalschicht. Die untere Seite der Epidermis

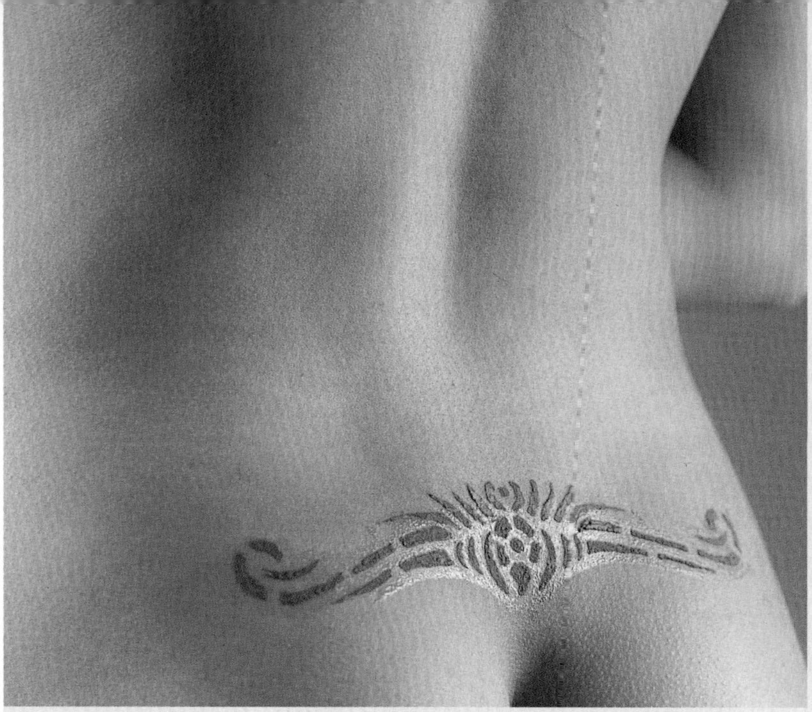

produziert ständig neue Zellen, die nach oben zur Oberfläche der Haut wandern und dabei die alten Zellen abstoßen. Dieser Prozeß findet regelmäßig innerhalb eines Zeitraumes von ein bis vier Wochen statt, es hängt jedoch von der Hautstelle ab. Im Gesicht und am Hals erneuert die Haut sich beispielsweise innerhalb einer Woche, während sie sich an den Händen und Füßen erst nach drei bis vier Wochen wieder vollkommen regeneriert.

Henna färbt grundsätzlich nur die oberste Schicht der Haut, die Epidermis. Das Mehndi verblaßt nicht auf einmal, sondern nach und nach, da von unten immer neue ungefärbte Zellen nachwachsen und die Hautzellen, die mit Henna gefärbt sind, immer weniger werden.

2. Als nächstes sollten Sie die Haut mit einem alkoholhaltigen Tonic völlig entfetten. Bei empfindlicher Haut können Sie auch ein alkoholfreies Tonic benut-

Bevor Sie die Schablone aufkleben, sollten Sie die Haut reinigen und mit Mehndi-Öl einreiben.

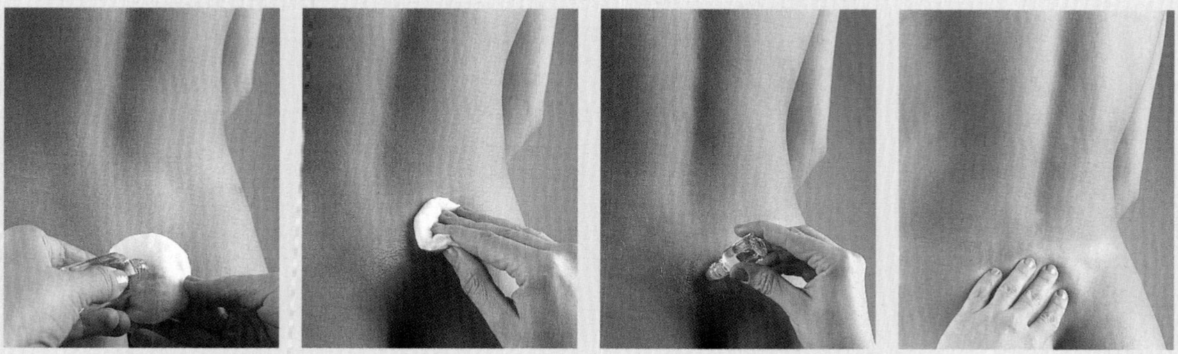

zen. Wir haben eine eigene Rezeptur entwickelt, die zusätzlich noch Rosenwasser und einige ätherische Öle enthält.

Nehmen Sie einen Wattebausch, tränken Sie ihn mit dem Tonic und reinigen Sie damit die vorgesehene Hautfläche.

3. Anschließend reiben Sie die Haut mit Mehndi-Öl ein. Dies ist eine spezielle Mischung aus Ölen mit porenöffnender Wirkung, die die Durchblutung der Haut anregt und so für eine bessere Aufnahme der Hennapaste sorgt. Massieren Sie die Haut so lange, bis sie sich leicht rötet.

Ein Mehndi entwickelt sich wesentlich intensiver auf der Haut, wenn die Hauttemperatur erhöht wird. Dies kann man mit unterschiedlichen Mitteln erreichen:

- mit einer kräftigen Massage
- durch heiße Getränke
- indem Sie die Hautstelle, die bemalt werden soll, mit einer Rotlichtlampe bestrahlen, entweder vor oder während der gesamten Behandlung oder nach dem Auftragen der Paste.

Erfahrungsgemäß ergibt sich aus der Kombination aller genannten Maßnahmen das beste Ergebnis. Sollten Sie eine Möglichkeit haben, bei schönem Wetter draußen zu malen, so ist dies nur förderlich für Ihr Mehndi, weil die Sonne die Haut erwärmt und dadurch den Stoffwechsel anregt.

Wenn Sie erst einige Erfahrungen gesammelt haben, werden Sie bemerken, daß bei Personen, die eine gute Durchblutung haben, das Mehndi immer dunkler wird als bei Menschen mit mangelhafter Durchblutung, was man an kalten Händen und Füßen feststellen kann.

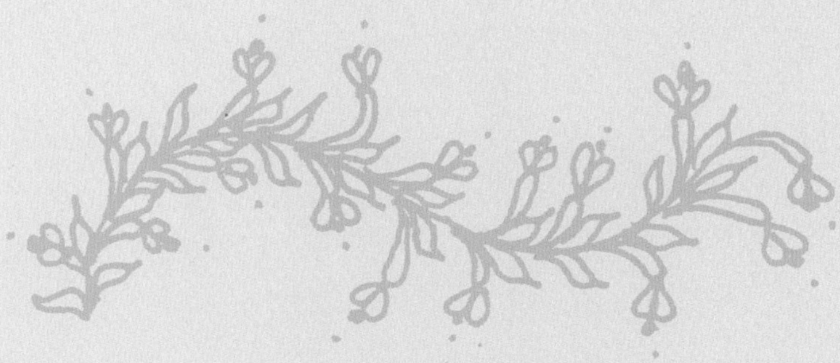

Das Auftragen eines Mehndis

Wählen Sie den Applikator, den Sie bevorzugen, und tragen Sie nun damit die Hennapaste auf die Hautstelle, die Sie ausgewählt haben, auf. Es gibt dafür verschiedene Arbeitsweisen:

Die Freihandmethode

Tragen Sie Ihr Motiv freihändig nach einer vorher ausgewählten Vorlage auf. Bedenken Sie dabei, daß Sie die jeweiligen Größenverhältnisse der Ihnen zur Verfügung stehenden Hautfläche beachten müssen.

Die Transfermethode

Hierfür benötigen Sie transparentes Papier und einen Kopierstift. Beides erhalten Sie im Schreibwaren- oder Künstlerbedarfshandel.

Mit der Transfermethode können Sie die Konturen Ihres Motivs auf die Haut übertragen.

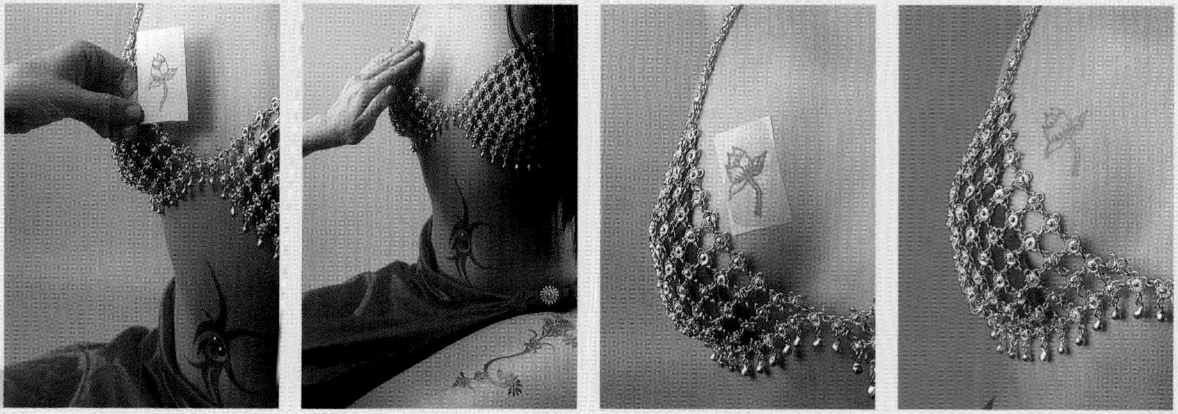

Wählen Sie ein Motiv aus. Legen Sie das transparente Papier darauf und ziehen Sie die Linien mit dem Kopierstift nach. Dann schneiden Sie das Papier auf eine handliche Größe, ölen die Hautstelle mit einem fetten Körperöl ein und drücken das Papier mit der bemalten Seite nach unten einen kurzen Augenblick auf die Haut. Nach dem Entfernen des Papiers haben Sie einen deutlichen Abdruck Ihres Musters auf der Haut, dessen Linien Sie dann ganz leicht mit dem Henna-Applikator nachziehen können.

Egal, welche Methode Sie anwenden: Arbeiten Sie immer von oben nach unten und von links nach rechts, damit Sie das Kunstwerk nicht mit der Hand, mit der Sie zeichnen, verschmieren.

Natürlich können Sie Ihr Motiv auch freihändig mit einem Stift auf die Haut vorzeichnen, wenn Ihnen das Durchpausen zu aufwendig ist. Nehmen Sie dazu Sie einen Tuschestift, am besten in der Farbe Rotbraun von der Firma *Tombo*. Diesen Stift bekommen Sie in gut sortierten Geschäften für Künstlerbedarf. Sie können damit sowohl auf angefeuchteter wie auf eingeölter Haut arbeiten.

Schablonen

Inzwischen gibt es die unterschiedlichsten Schablonen zu kaufen, mit denen Sie leicht und schnell schöne Muster auf die Haut »zaubern« können. Die Schablonen, die wir in unserem Set anbieten, sind selbstklebend und mehrfach verwendbar.

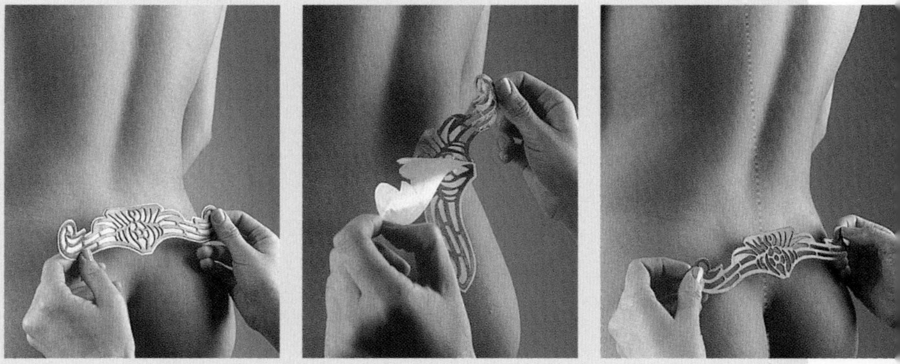

Bereiten Sie die Haut wie auf Seite 41 ff. beschrieben vor. Drücken Sie dann die Schablone auf die Haut und füllen Sie die freien Stellen mit der Hennapaste aus, wobei wir empfehlen, diese nicht zu dick aufzutragen, damit die Trockenzeit nicht zu lange hinausgezögert wird.

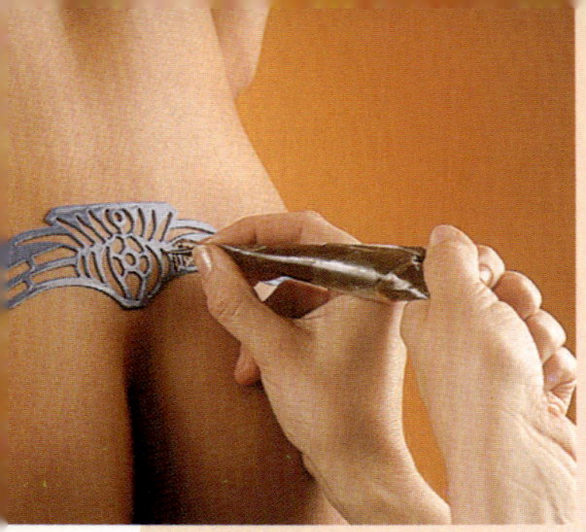
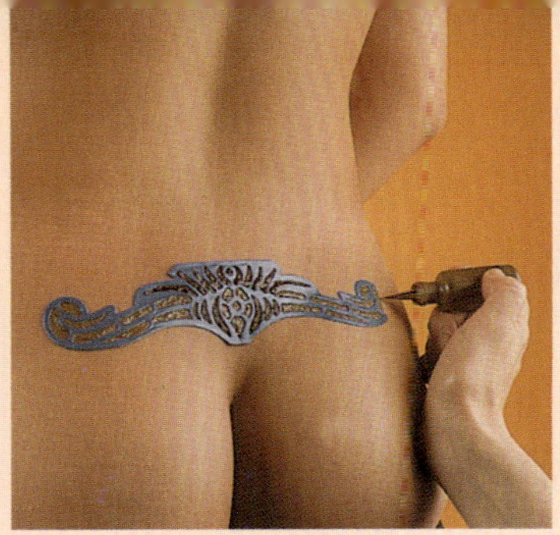
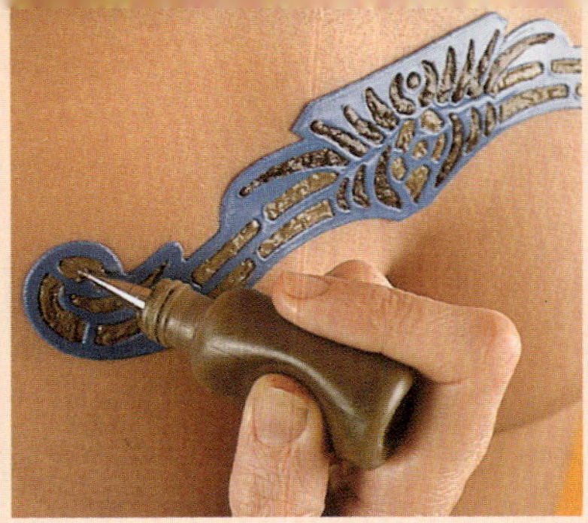
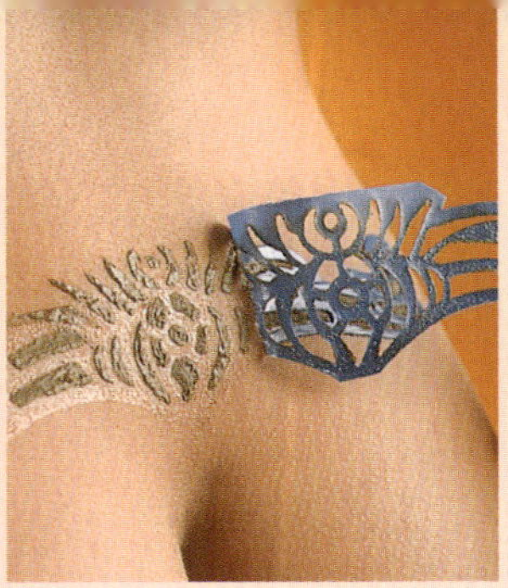

Die Trockenzeit

Wenn die Paste etwas angetrocknet ist, können Sie die Schablone vorsichtig lösen. Warten Sie zu lange, bis die Paste völlig durchgetrocknet ist, werden Sie beim Ablösen der Schablone die gesamte Hennapaste entfernen, was natürlich nicht Sinn der Sache ist. Sie können den richtigen Zeitpunkt daran erkennen, daß die Paste nicht mehr glänzt und matt aussieht. Eine durchgetrocknete Paste ist aufgrund der verdunsteten Flüssigkeit geschrumpft und weist Bruchstellen auf.

Die Schablonen lassen sich problemlos mit klarem Wasser reinigen.

Auch bei der Freihandmethode sollten Sie darauf achten, daß die Paste nicht zu sehr austrocknet. Meistens muß man schon während der Bemalung mit dem Fixieren beginnen, weil einige Partien bereits getrocknet sind. Wenn Bruchstellen auftreten, können Sie diese korrigieren, indem Sie sie vorsichtig mit frischer Hennapaste füllen.

Für den Fall, daß Sie einen Fehler gemacht oder unabsichtlich Ihr Motiv verwischt haben, empfehlen wir, ständig ein Wattestäbchen in Reichweite zu haben, um die Hennapaste schnell entfernen zu können. Unsere Methode für das Entfernen von kleinen Fehlern ist ganz einfach:

Die Metallspitze auf dem *Art with Love*-Applikator, mit dem Sie malen, eignet sich auch prima zum Wegnehmen unliebsamer Paste, indem Sie einfach den Überschuß abschaben (natürlich ohne auf die Applikator-Flasche zu drücken) und auf einem Papiertuch abwischen.

Die Nachbehandlung

Fixierung

Zur Fixierung benötigen Sie folgende Zutaten:

- frisch gepreßten Zitronensaft
- Zucker
- Pinsel
- eine kleine Schüssel
- Baumwollwatte

Die Fixierung, die aus frischem Zitronensaft und Zucker zubereitet wird, sollte im Verhältnis 2:1 (zwei Teile Zitronensaft : ein Teil Zucker) gemischt werden. Verrühren Sie beide Komponenten gut miteinander und gehen Sie dann folgendermaßen vor:

1. Sobald die Hennapaste leicht angetrocknet ist (nach etwa 15-20 Minuten), sollten Sie mit der Fixierung beginnen und zwar aus folgenden Gründen:

Die Zitronensäure verstärkt die färbenden Eigenschaften der Hennapaste. Außerdem färbt die Paste nur, solange sie feucht ist. (Seien Sie immer sehr vorsichtig, wenn Sie mit Hennapulver oder Hennapaste hantieren und diese mit Feuchtigkeit in Verbindung kommt, da Sie dann sofort färbt.)

Der Zucker bewirkt, daß die Paste auf der Haut kleben bleibt, und so ein möglichst langer Kontakt zwischen der Hennapaste und der Haut gewährleistet ist. Je länger die Paste die Haut befeuchtet, desto intensiver und haltbarer ist das Ergebnis.

Die Zucker-Zitronen-Mixtur sollten Sie vorsichtig mit einem Pinsel auf die Paste auftragen. Üben Sie nicht zuviel Druck aus, denn sonst verwischt Ihnen Ihr Mehndi. Außerdem sollten Sie nicht zu viel Flüssigkeit verwenden, weil sonst die Paste zerläuft, und Ihr Kunstwerk die Form verliert.

Leider kann man diesen Vorgang nicht vereinfachen, indem man die Fixierung in eine Sprayflasche füllt, da der Zucker den Sprühkopf verstopft. Wir haben diese Erfahrung oft genug gemacht!

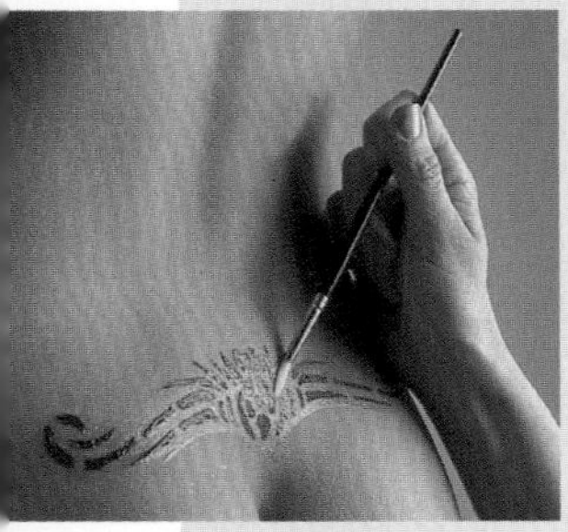

Damit Ihr Mehndi schön dunkel wird und lange hält, müssen Sie es mit einer Zucker-Zitronensaft-Lösung bestreichen und während der Einwirkzeit mit Watte schützen.

2. Nun müssen Sie ein wenig Geduld aufbringen und warten, bis das Mehndi getrocknet ist. Sie können den Trocknungsvorgang beschleunigen, indem Sie die Paste mit einem Fön oder einer Rotlichtlampe trocknen. Wie bereits erwähnt, ist es allerdings am sinnvollsten, die Paste auf natürlichem Wege trocknen zu lassen.

3. Befindet sich das Mehndi auf einem Körperteil, der nach dem Auftragen der Paste mit einem Kleidungsstück bedeckt werden muß, empfiehlt es sich, die Hennapaste nach der Trockenphase abzudecken, um sowohl das Mehndi wie auch die Kleidung zu schützen.

Nehmen Sie dazu Baumwollwatte, auf keinen Fall Viskosewatte, weil diese nicht auf dem Mehndi haften bleibt. Die Watte muß in dünnen Lagen – am besten zupft man sie in kleinen Flocken ab – behutsam auf die Paste gelegt wer-

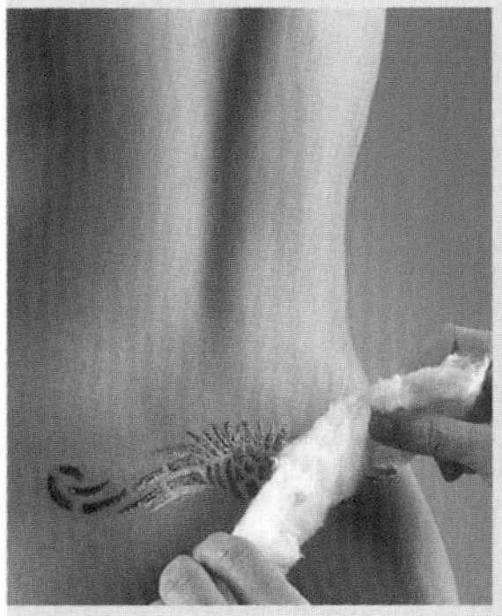

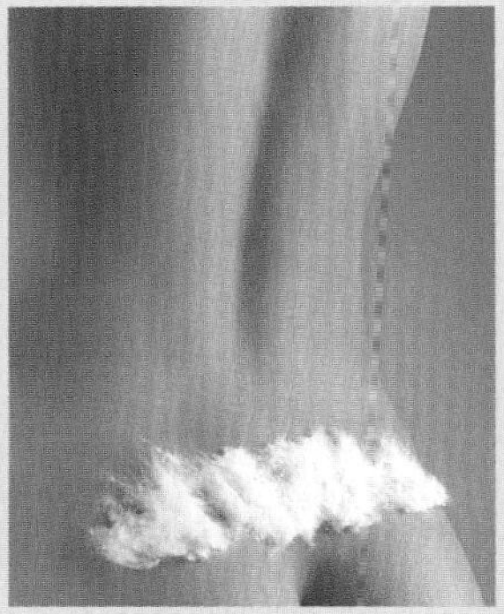

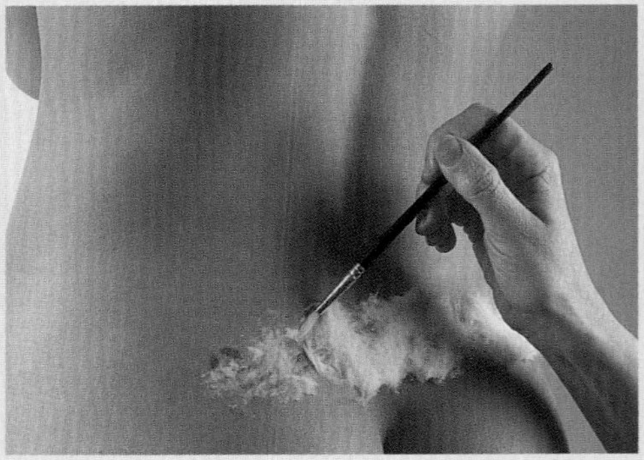

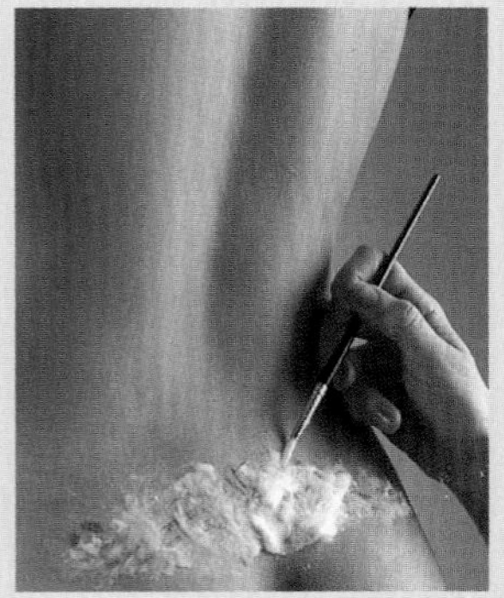

den. Befeuchten Sie die Ränder mit Zitronen-Zucker-Mixtur, um eine vollständige Haftung zu gewährleisten.

In Marokko verwenden die Frauen Federn, um ihr Mehndi abzudecken, in Indien werden die Hennabemalungen für die Nacht mit Bandagen umwickelt. Im Orient benetzen die Frauen ihre Mehndis den Tag über wiederholt mit der Zitronen-Zucker-Mixtur, um die Haut fortwährend feucht zu halten. Nachdem die Paste in der Sonne oder über Nelkendampf getrocknet ist, betupft die Frau das Mehndi erneut mit der Zucker-Zitronen-Lösung und läßt es wiederum trocknen, um es danach erneut zu tränken. Diese Prozedur zieht sich den ganzen Tag lang hin, während gegessen und getrunken wird, man sich unterhält oder Lieder singt. Auch mischt man im Orient gerne Zutaten wie geriebenen Knoblauch und schwarzen Pfeffer in die Zucker-Zitronen-Mixtur. Wir können hierfür keine Empfehlung aussprechen, aber probieren Sie es ruhig einmal aus, schaden tut's unserer Erfahrung nach jedenfalls nicht.

Es gibt auch die Möglichkeit, das Mehndi mit einer Plastikfolie zu umwickeln und von außen mit einem Fön zu erwärmen, um die Paste kontinuierlich in einem warmen, feuchten Zustand zu halten. Diese Maßnahme schafft eine Art Treibhausklima unter der Folie, die dazu beiträgt, die Farbe und Lebensdauer des Mehndis zu intensivieren. Dabei kann es allerdings passieren, daß Ihr Kunstwerk unter der Folie zu feucht wird und verschmiert.

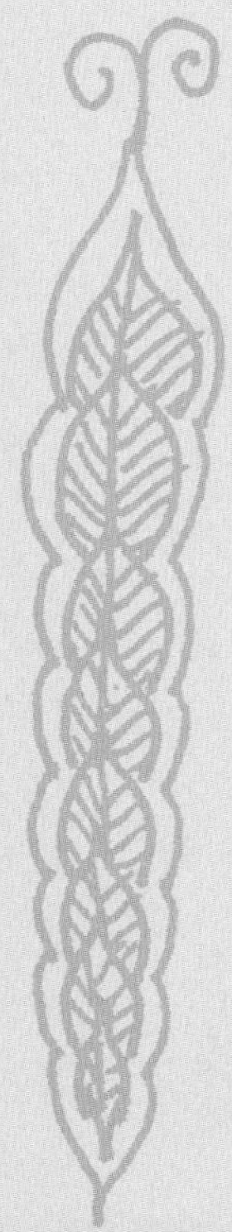

Pflege der Mehndis

Wie bereits beschrieben, hängt die Intensität der Farbe und die Lebensdauer eines Mehndis zu einem großen Teil davon ab, wie lange die Paste auf die Haut einwirken kann. Lassen Sie sie deshalb möglichst sorgfältig abgedeckt über Nacht einziehen. Am nächsten Morgen kann sie dann vorsichtig mit einem Löffel abgekratzt werden. Die Paste sollte auf jeden Fall mindestens vier Stunden auf der Haut bleiben.

Ölen Sie nach dem Entfernen die Haut sorgfältig mit Mehndi-Öl ein. Um den Prozeß der Hennafärbung nicht zu unterbrechen, empfehlen wir, die bemalte Hautstelle 24 Stunden nach der Bemalung nicht mit Wasser in Berührung kommen zu lassen.

Ein ganz wichtiger Prozeß ist die photochemische Entwicklungsphase, die die Pigmente des Hennas durchlaufen müssen, um ihre volle Wirkung zu entfalten. Deshalb benötigt ein Mehndi immer 24 – 48 Stunden, bis es seinen endgültigen Farbton erreicht. Seien Sie nicht enttäuscht, wenn zunächst kaum etwas zu sehen ist: Nach ein bis drei Tagen wird Ihr Muster eine intensive Farbe aufweisen.

Wenn Sie möglichst lange Freude an Ihrem Mehndi haben möchten, sollten Sie einige sehr wichtige Dinge beachten: Gehen Sie, obwohl Ihre Hennadekoration natürlich wasserfest ist, auf keinen Fall in gechlortem Wasser schwimmen. Chlor würde Ihr Mehndi völlig ausbleichen. Sollte es sich allerdings einmal gar nicht vermeiden lassen, dann schützen Sie Ihr Mehndi mit Vaseline. Vaseline ist sehr fettig und wirkt deshalb wasserabweisend.

Leider schadet auch Salzwasser einem Mehndi, da es einen Peelingeffekt hat, wodurch die obersten Hautzellen abgetragen werden.

Darüber hinaus sind lange und heiße Schaumbäder zu vermeiden. Auch Sauna und Dampfbäder sollten Sie in dieser Zeit nicht aufsuchen, die hohen Temperaturen und die Feuchtigkeit führen zu einer schnelleren Hautregeneration. Beim Geschirrspülen sollten Sie Gummihandschuhe tragen, denn auch Seife greift das Mehndi an.

Leider kann man vorher nicht genau sagen, welchen Farbton Ihr Mehndi haben wird. Die Farbpalette reicht von karottenähnlichem Orange bis zu einem tiefen Dunkelbraun. Wie bereits beschrieben, kommt es unter anderem auf das Hennapulver an. Aber auch andere Faktoren haben einen Einfluß auf den Farbton:

Auf junger Haut mit kleinen Poren entwickelt sich eine weniger intensive und kürzer haltbare Farbe als bei älterer Haut, die sich wesentlich langsamer erneuert. Bei älterer Haut entsteht, da sie poröser ist und das Henna tiefer einziehen kann, meist eine intensivere Farbe. Junge Haut dagegen ist meist gut durchfettet und erlaubt so kein allzu tiefes Eindringen des Hennas.

Generell entwickelt sich auf trockener Haut eine ziemlich intensive Farbe. Dafür verblaßt das Mehndi schneller, da der Haut das Eigenfett fehlt, welches sie vor äußeren Einflüssen schützt und somit die Farbpigmente nicht über einen längeren Zeitraum gehalten werden können.

Ein großes Problem stellt künstlich gebräunte Haut dar. Die Annahme, je brauner die Haut, desto intensiver der Farbton, stimmt so nicht. Auf stark pigmentierter Haut, wie der der Orientalen, bildet sich ein sehr dunkler rotbrauner Ton. Auf der Haut von Europäern, die durch Sonneneinstrahlung oder Sonnenbank sehr braun sind, wird die Farbe oft entgegen allen Erwartungen relativ hell.

Das liegt dann in der Regel daran, daß die Hautzellen stark strapaziert sind und deren Pigmente nicht mehr auf die Hennapaste reagieren.

Geht man mit einem Mehndi auf die Sonnenbank, kann man hinterher oft eine häßliche Marmorierung des Musters erkennen, die entsteht, weil die Hautzellen innerhalb kürzester Zeit unterschiedlich abgestoßen werden.

Weitere entscheidende Faktoren sind die Dicke der Haut und die Durchblutung. Die Farbe fällt auf Händen und Füßen in der Regel am intensivsten aus, da die Haut hier relativ dick und gut durchblutet ist. An den Oberarmen, dem Dekolleté sowie um den Bauchnabel ist die Haut eher dünn. An diesen Stellen fallen die Mehndis deshalb meistens heller aus. Am Hals, wo die Haut sich normalerweise innerhalb einer Woche erneuert, hält ein Mehndi natürlich nicht so lange. Das gleiche gilt für das Gesicht: Auch hier regenerieren sich die Hautzellen innerhalb von sieben Tagen.

Sehr deutlich können Sie diese unterschiedlichen Färbungen erkennen, wenn Sie ein Mehndi von den Fingern bis zu den Ellenbogen anfertigen. An den Fingern und in den Handflächen wird sich die Farbe am intensivsten entwickeln, auf dem Handrücken etwas heller und auf dem Unterarm sogar wesentlich heller.

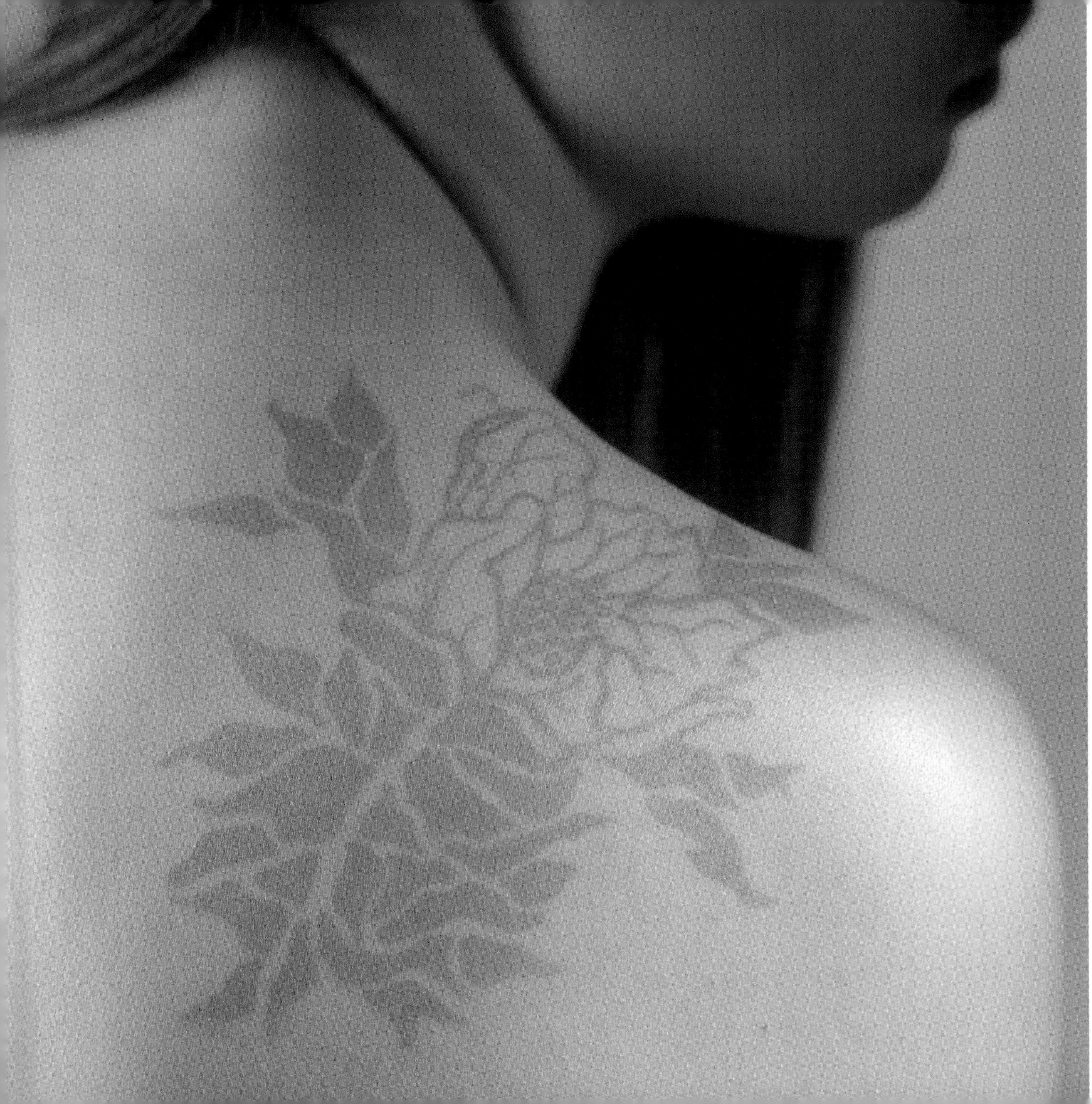

Mehndis für Hände

In Indien werden die Hände an erster Stelle mit traditionellen Mehndis geschmückt. Hier findet man meistens sehr aufwendige, fein ziselierte Muster, die wie Spitzenhandschuhe wirken. Für eine männliche Hand bietet sich vielleicht eher ein typisches Maori-Muster an, wie man sie zum Beispiel bei den polynesischen Einwohnern Neuseelands heute noch findet.

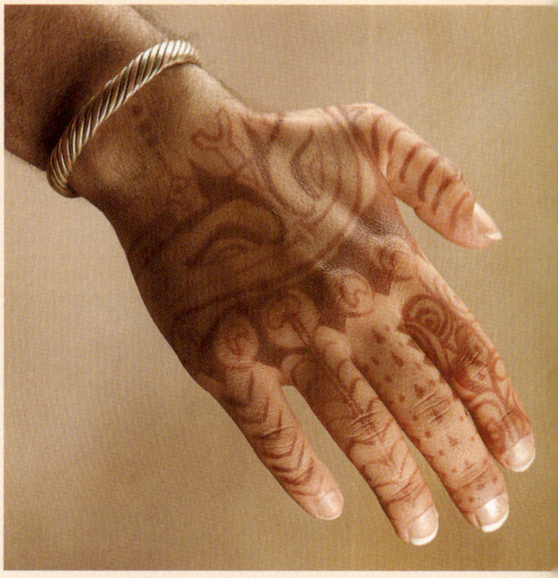

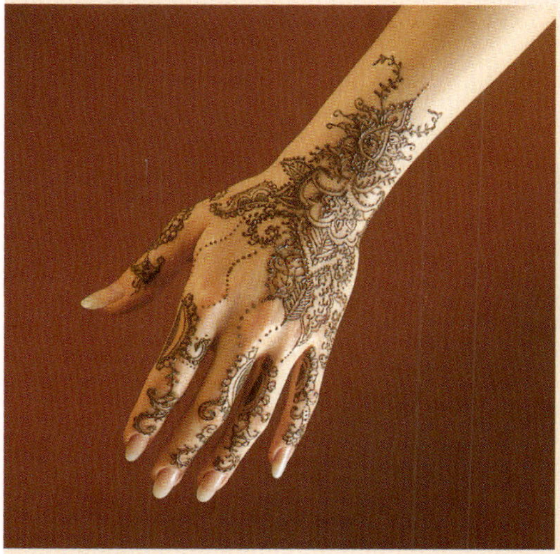

Ein frisch gemaltes Mehndi.
Die Paste befindet sich noch auf der Haut, deshalb wirkt das Muster so dunkel.
Etwa nach drei Tagen tritt die Hennafärbung optimal hervor.

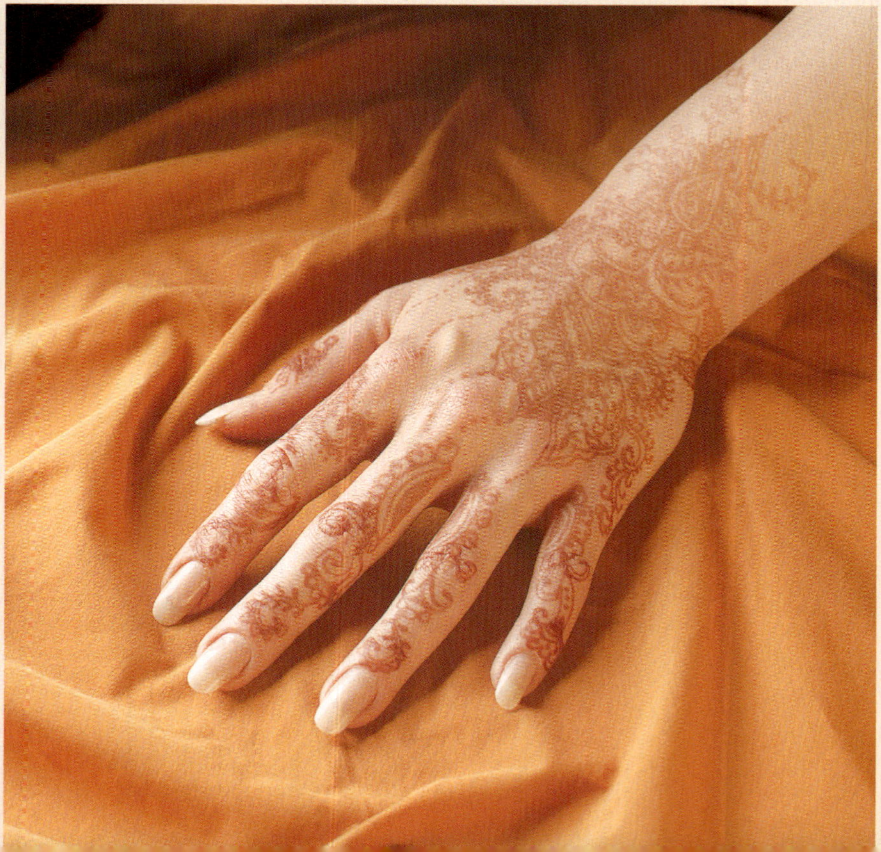

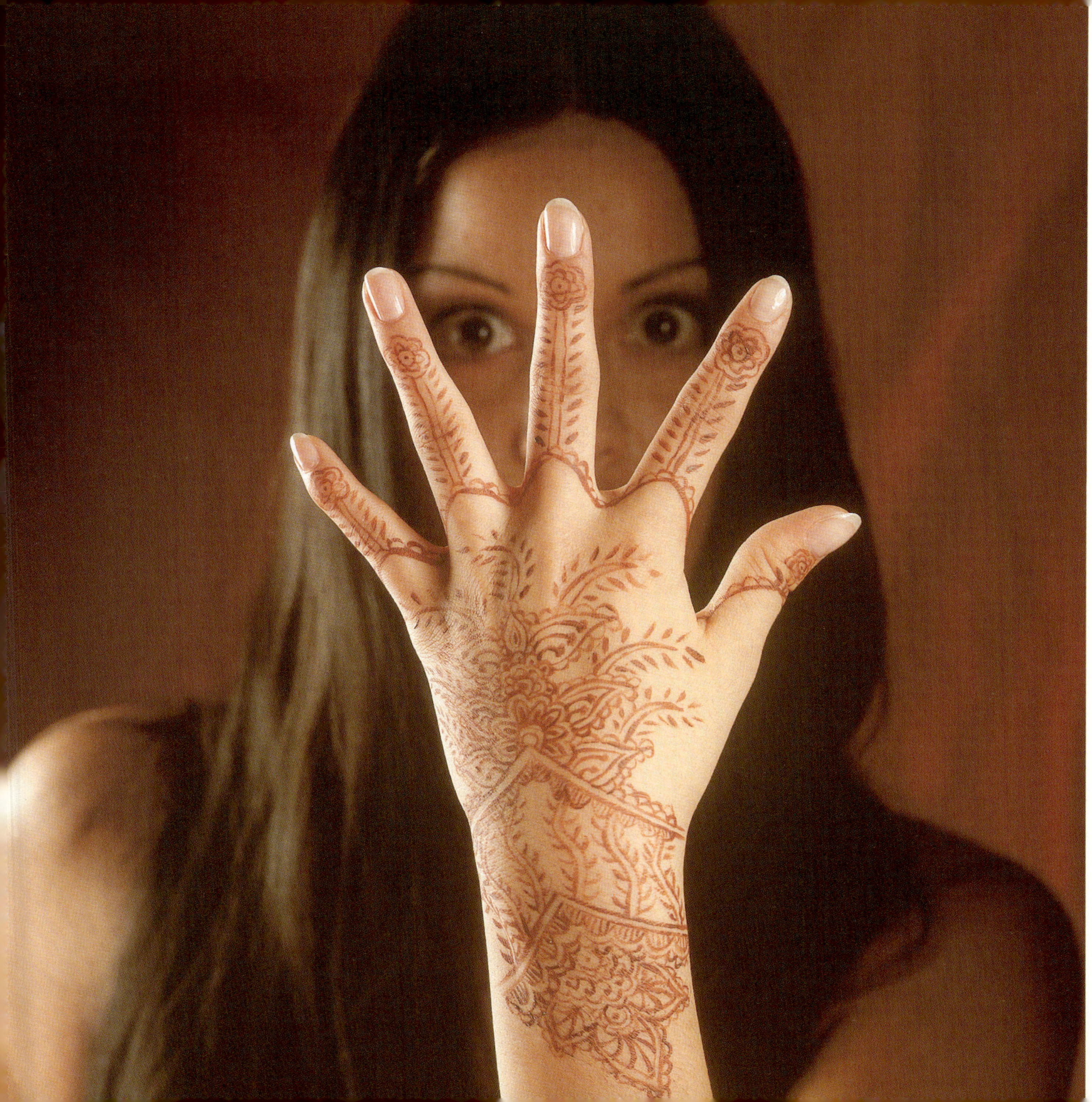

Die Hände bemalt man sich am besten gegenseitig, bei den eigenen ist es deutlich schwieriger. Setzen Sie sich einander gegenüber und legen Sie die Hände auf ein Kissen in den Schoß desjenigen, der das Motiv aufträgt. So ist es für beide am bequemsten.

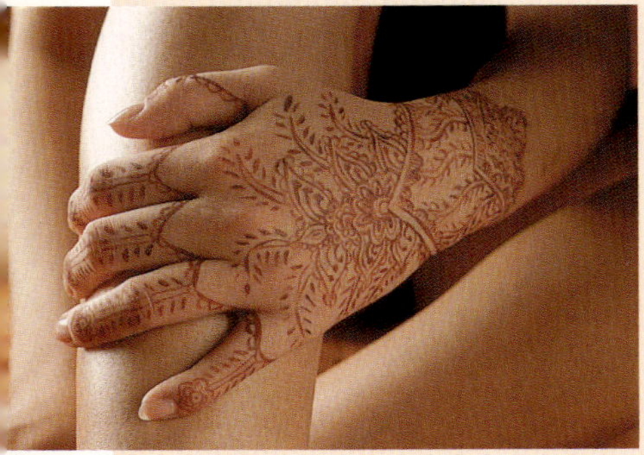

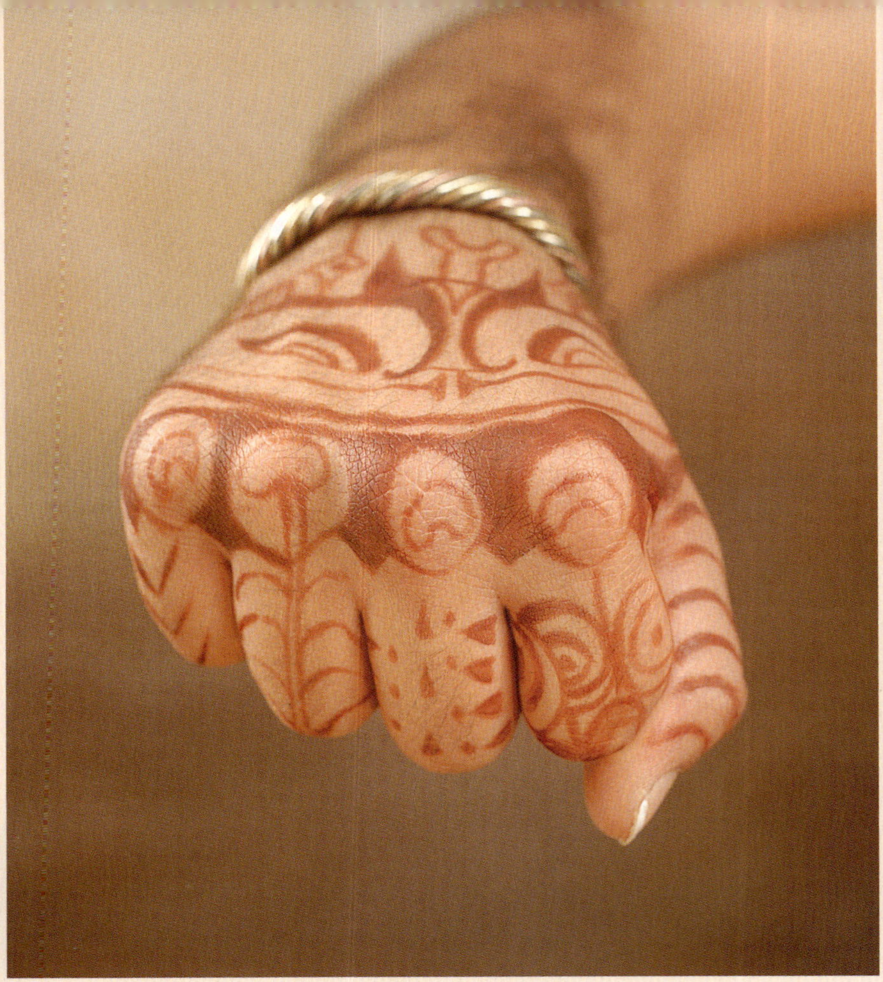

Natürlich können nicht nur die Handoberflächen, sondern auch die Innenflächen bemalt werden. Wir haben hier ein *Aum* gewählt, das Symbol für Glück (siehe Seite 81), das wir mit unserem Applikator aufgetragen haben.

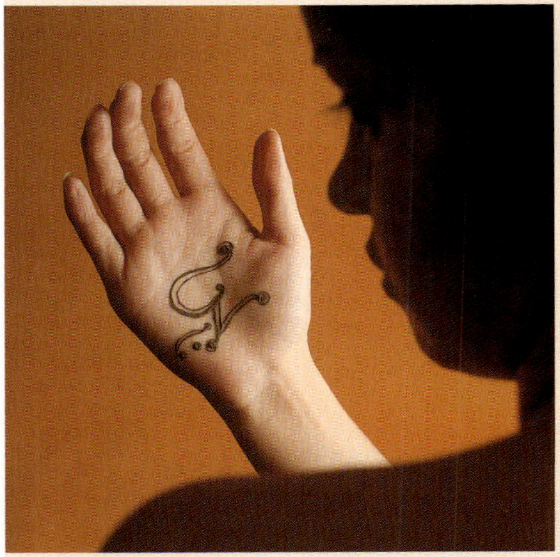

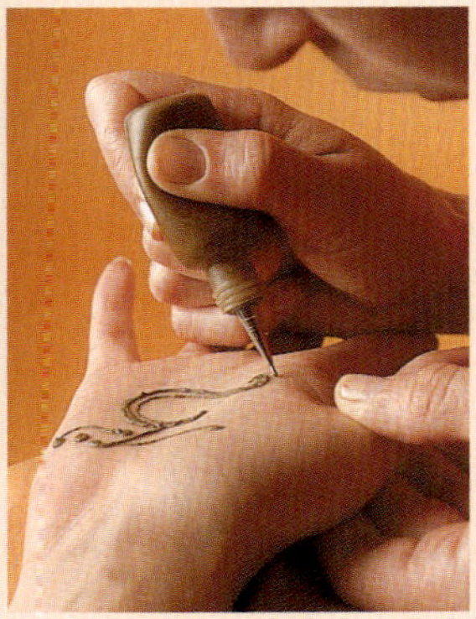

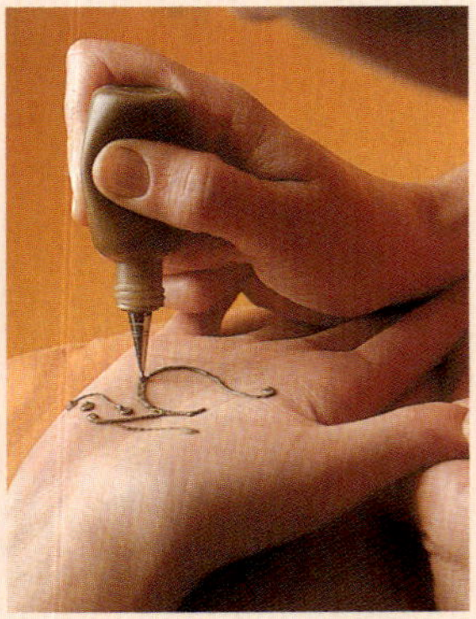

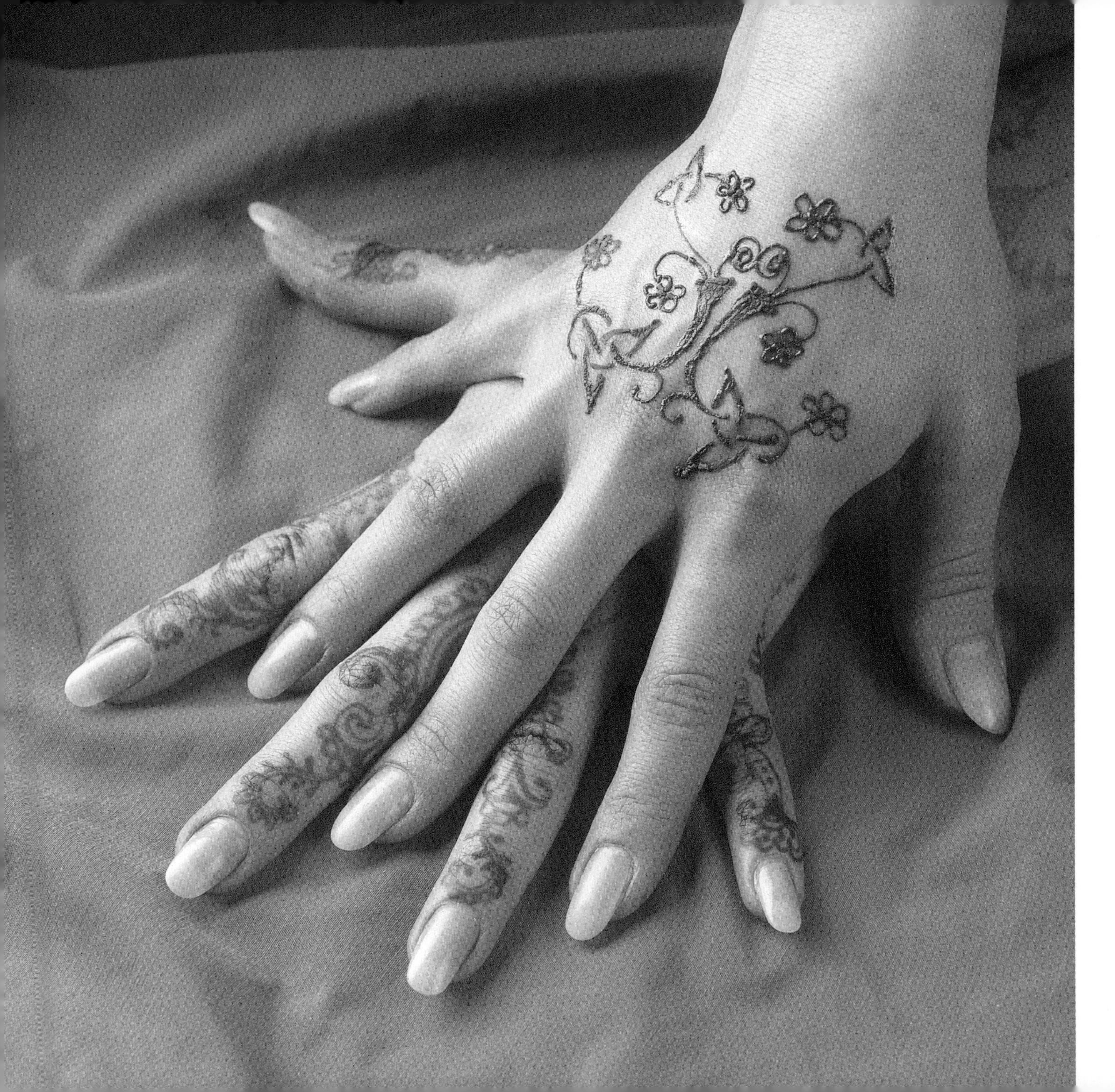

Mehndis für Füße

Auch die Füße bieten sich für traditionelle Mehndi-Muster an. Hierfür können Sie zum Beispiel einige der Ornamente von Seite 69 ff. übernehmen und miteinander kombinieren.
Ob Sie für beide Füße das gleiche Muster wählen oder sich für unterschiedliche entscheiden, bleibt Ihnen überlassen.

Am besten setzt sich derjenige, der bemalt werden soll, auf einen Stuhl, während der, der das Muster aufträgt, auf dem Boden sitzend oder kniend arbeitet. Etwas bequemer ist es natürlich, wenn auch der Malende auf einem Stuhl sitzt und den Fuß des Gegenübers auf einem Kissen auf seinem Schoß plaziert. Achten Sie auf eine angenehme Raumtemperatur, schließlich dauert diese Bemalung eine Weile, und sonst können die Füße leicht kalt werden.

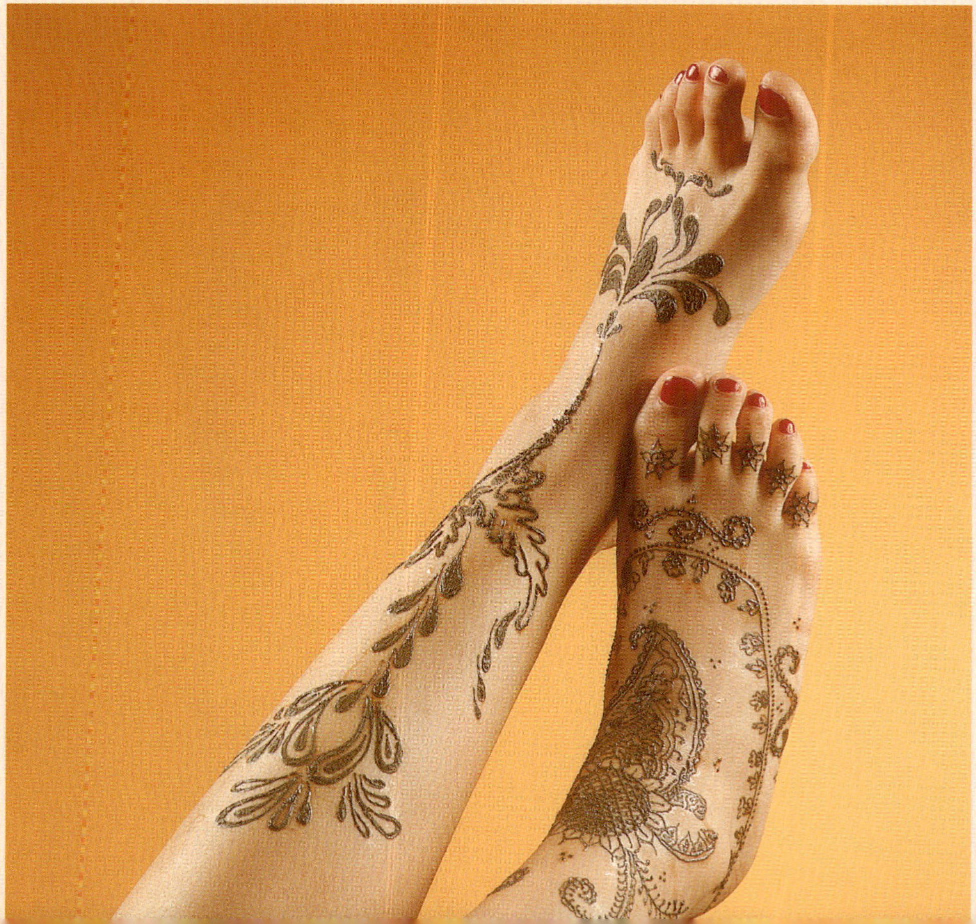

Hier weist der rechte Fuß ein typisch indisches Mehndi auf, während den linken ein ostafrikanisches Muster ziert.

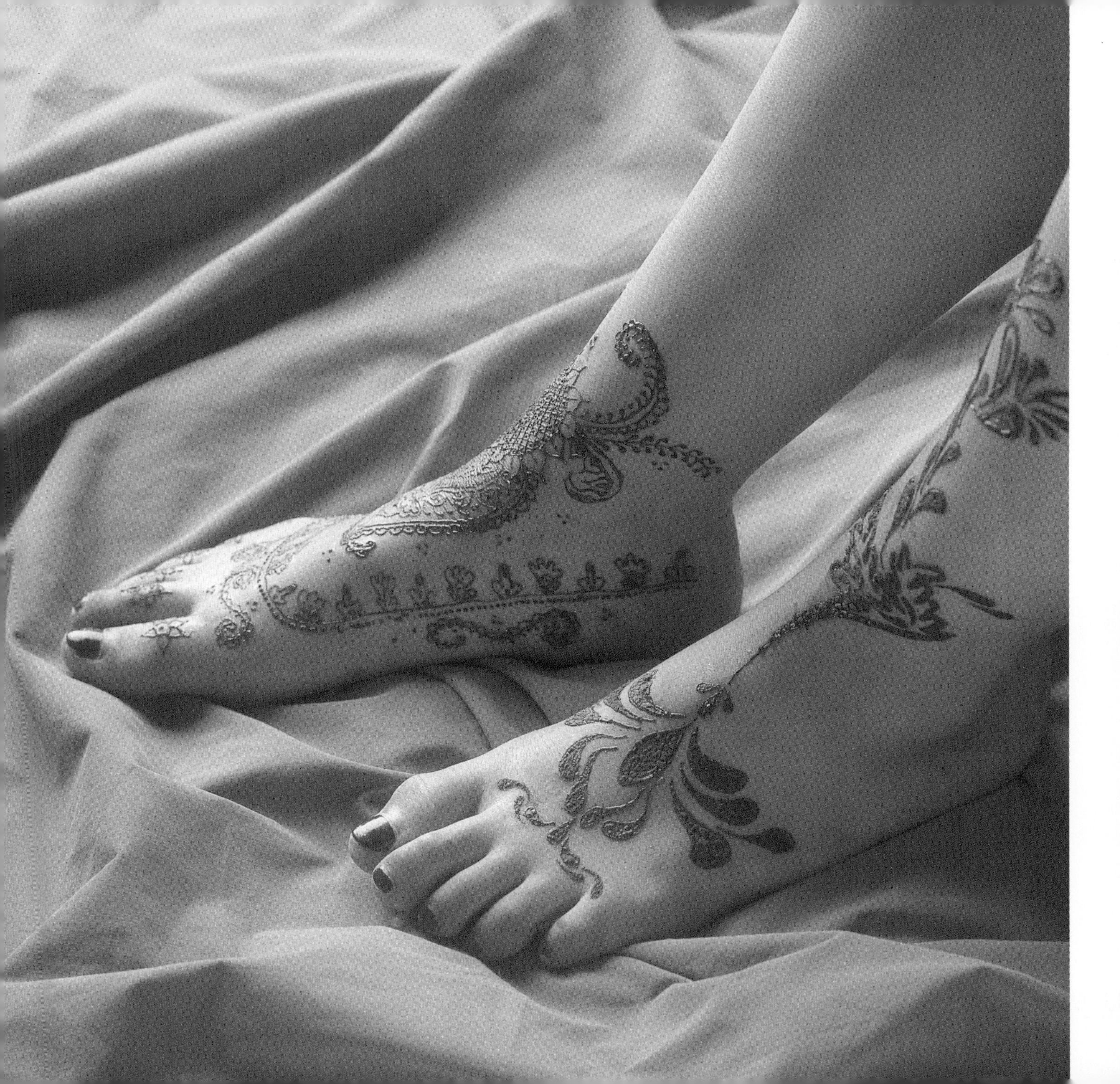

Mehndis auf der Schulter

Ein Mehndi auf der Schulter bietet sich vor allem im Sommer oder für einen besonderen Anlaß zu einem schulterfreien Kleid an.

Wir haben dieses Art deco-Motiv mit unserem Applikator aufgetragen. Denken Sie immer daran, Ihre Muster zu fixieren und sie für die Einwirkzeit der Paste gut abzudecken, um sie zu schützen.

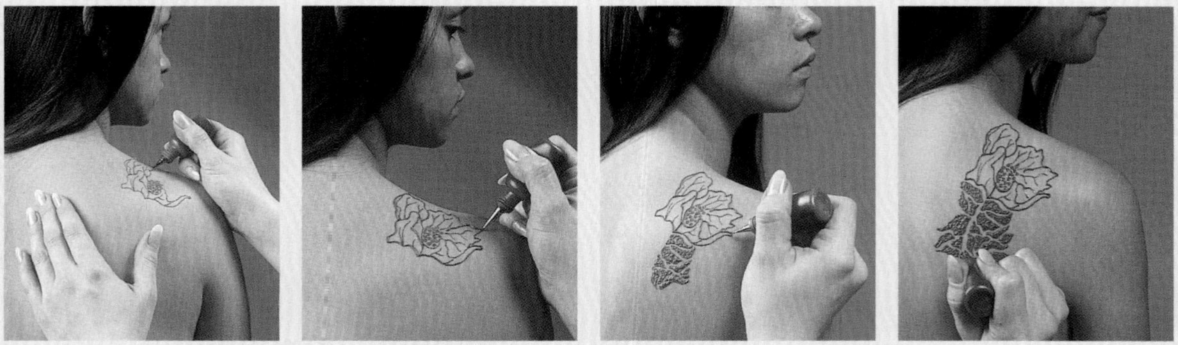

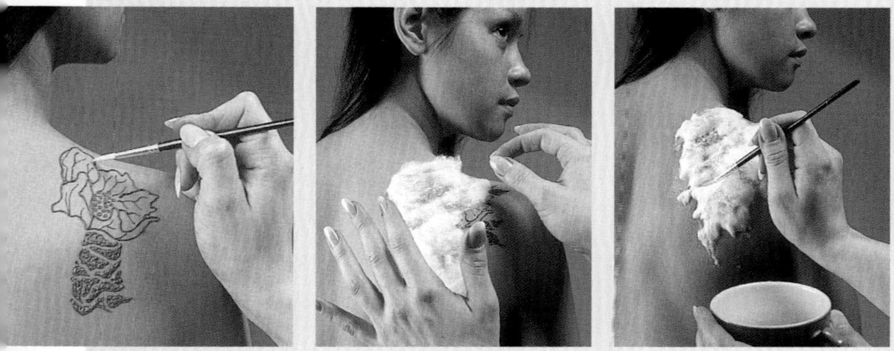

Wie dieses Mehndi hinterher auf der Haut erschien, sehen Sie auf Seite 53. Ein anderes schönes Muster für die Schulter ist das zarte Motiv auf Seite 61.

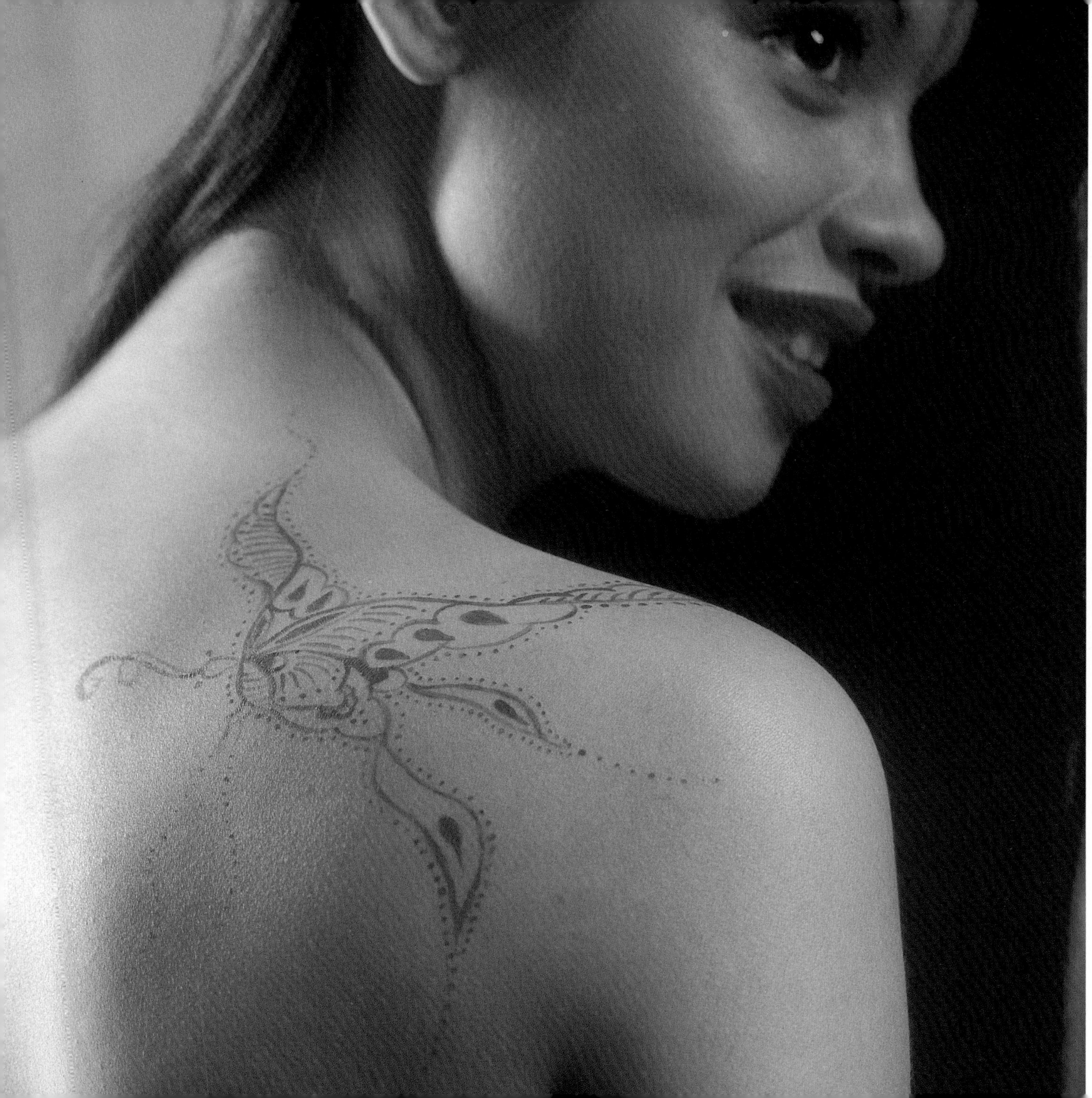

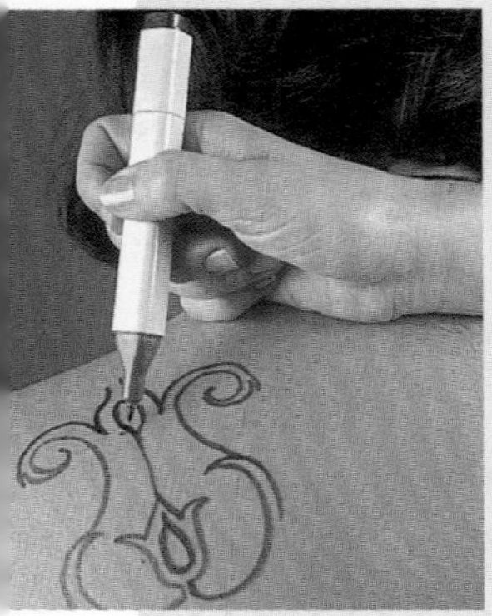

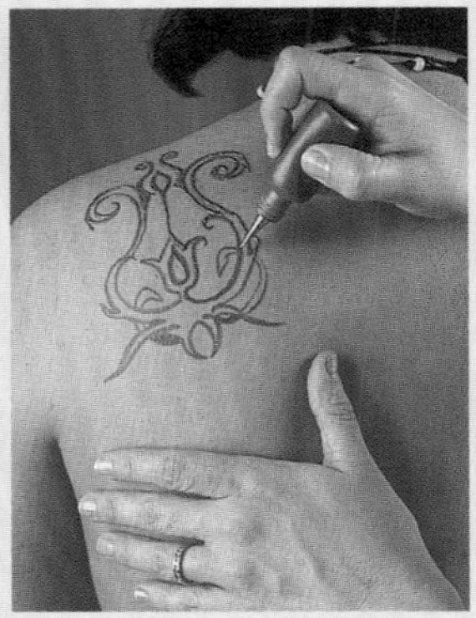

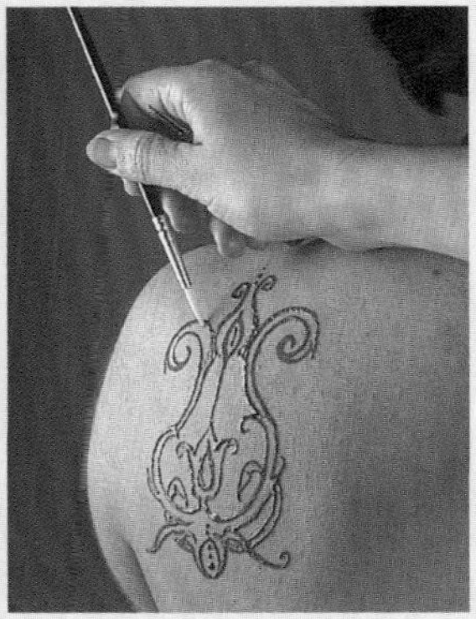

Männer bevorzugen häufig andere Motive. Auch diese können Sie natürlich als Henna Painting auftragen. Auf Seite 63 sehen Sie zum Beispiel ein persisches Muster.

Ein Mehndi für ihn: Wir haben dieses Art deco-Motiv mit einem Tuschestift vorgezeichnet (siehe Seite 45), die Konturen dann mit Hennapaste nachgezogen und diese mit unserer Zucker-Zitronensaft-Lösung fixiert.

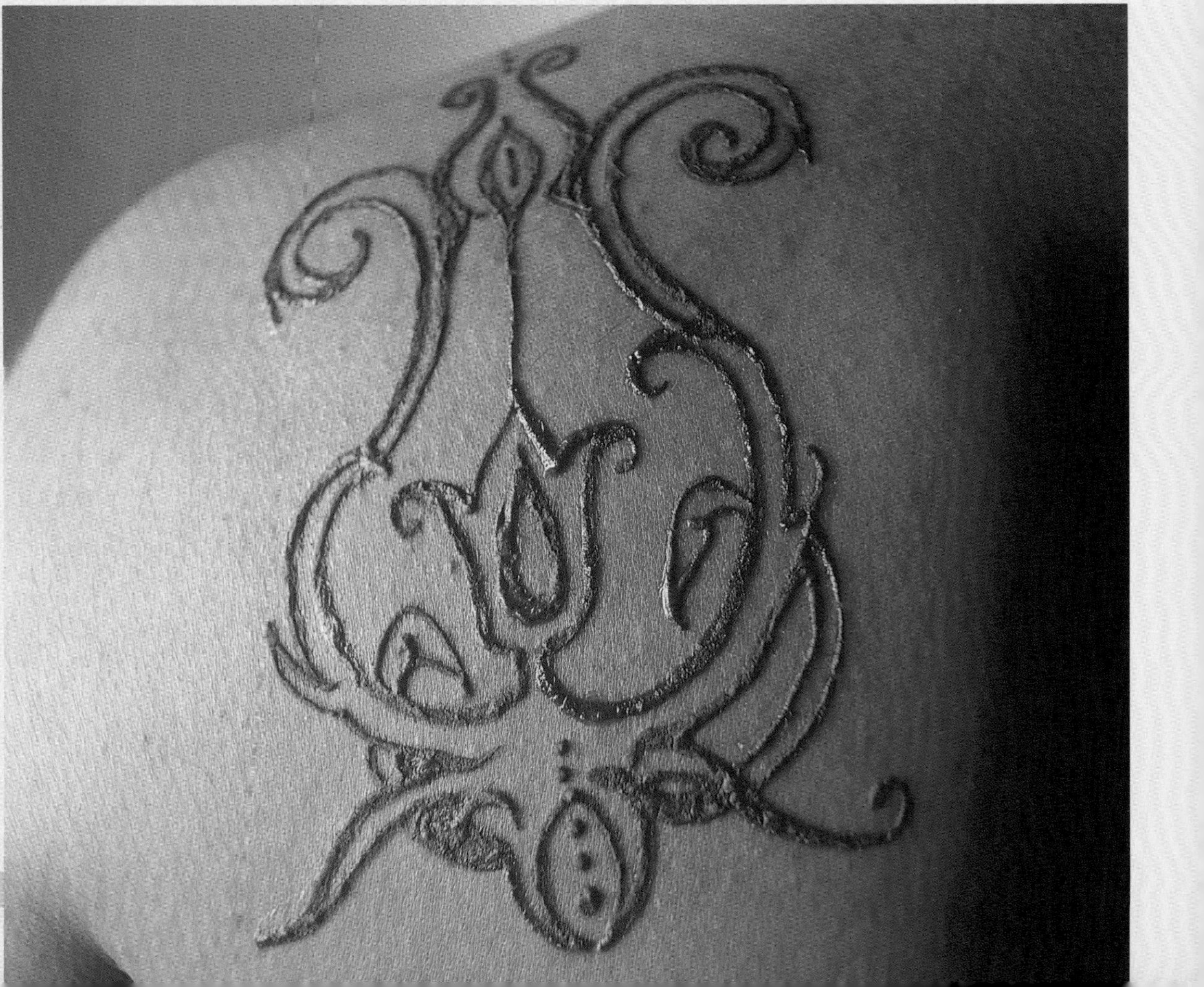

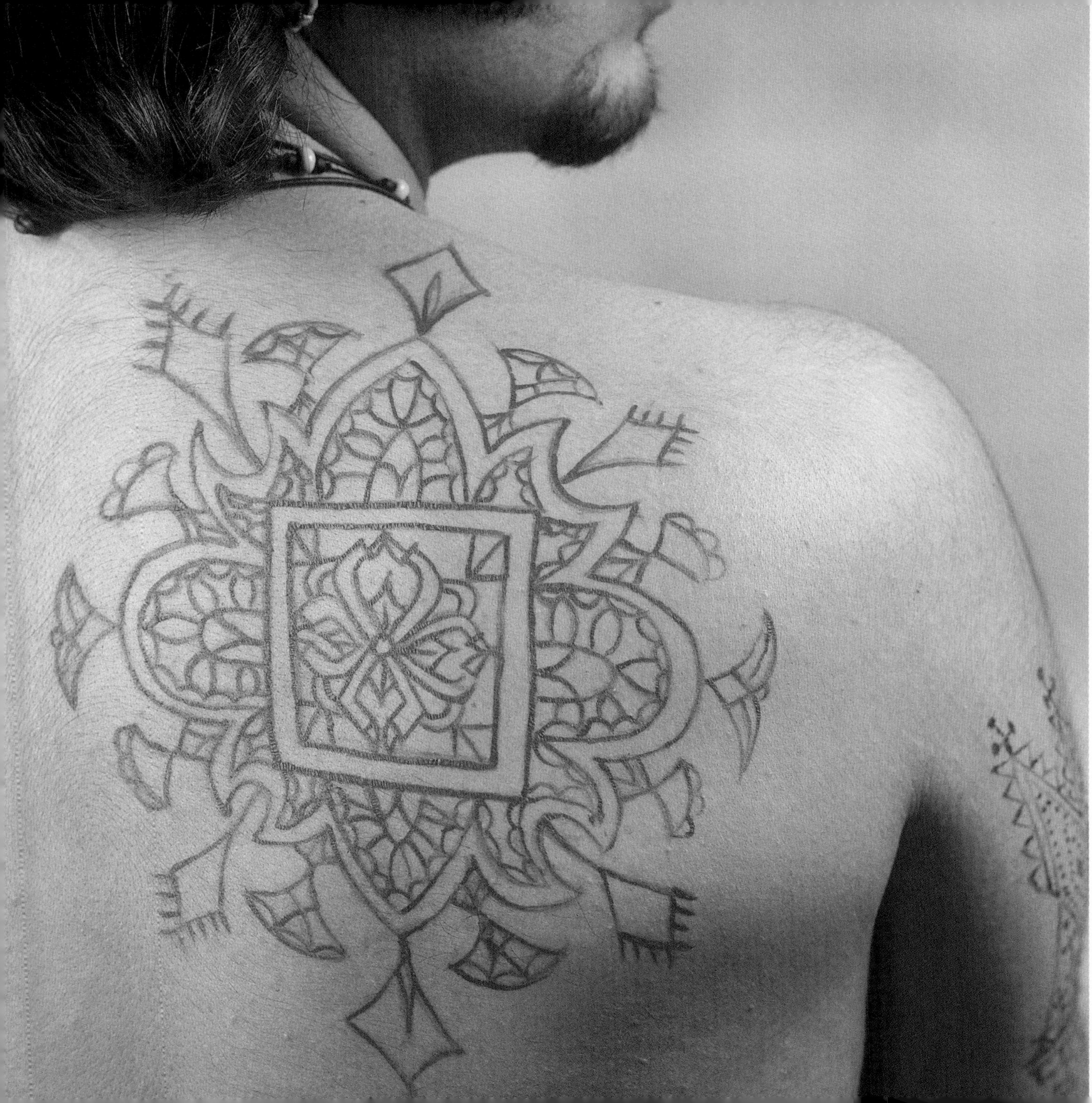

Mehndis für Arme und Beine

Am besten wirken hier Muster, die wie Schmuckbänder um Arme und Beine herum oder an ihnen hinunterlaufen. Hier bieten sich Girlanden oder langgezogene florale Motive an.

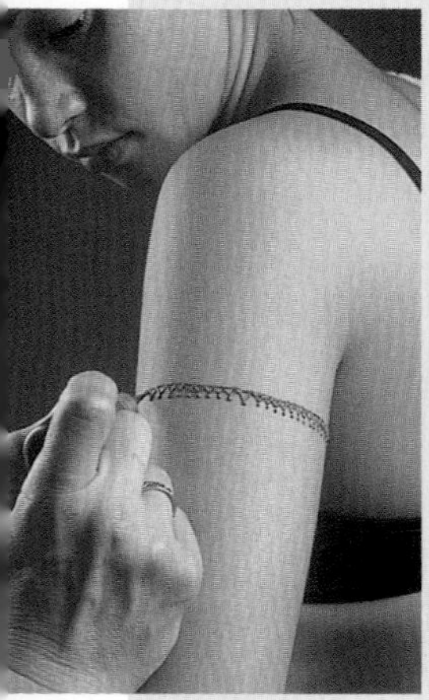

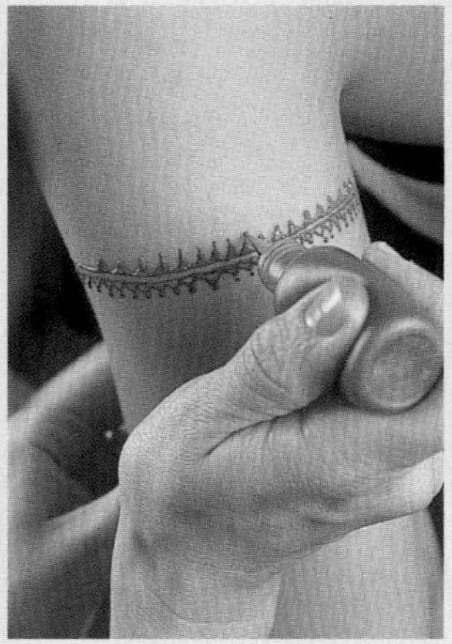

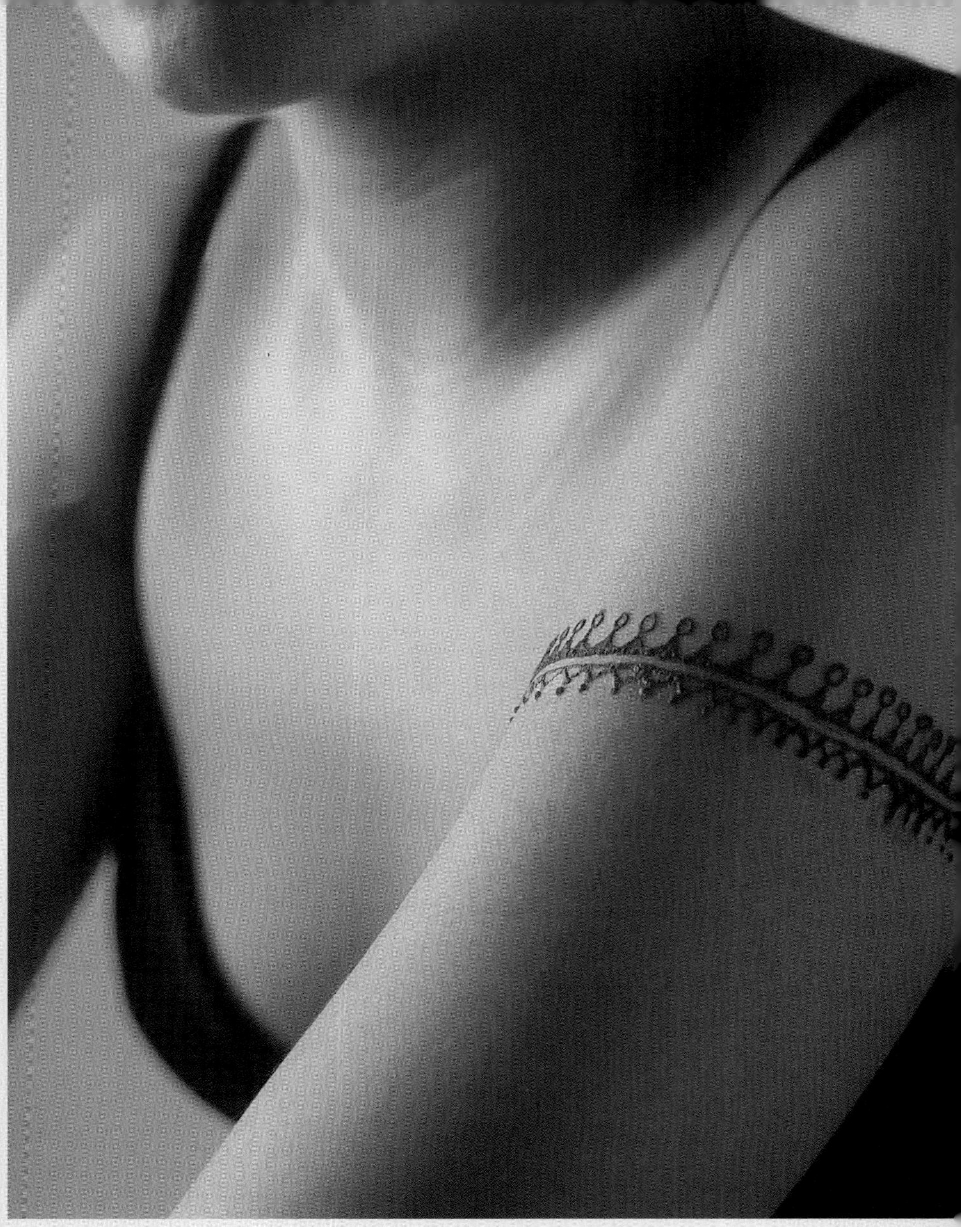

Auch geometrische Formen, die sich wie die Glieder einer Kette fortlaufend wiederholen, können auf interessante Weise einen Oberarm schmücken. Hier zum Beispiel ein marokkanisches Motiv.

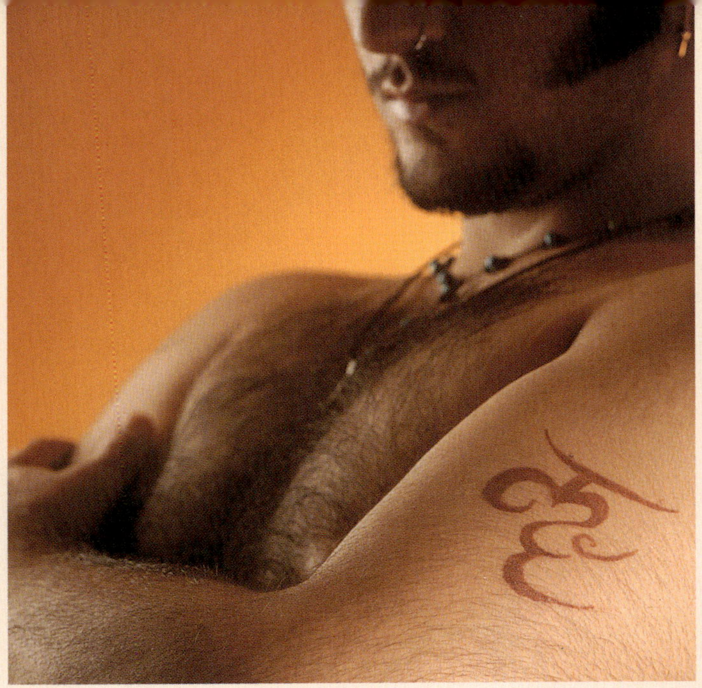

Ein schlichtes Symbol wie das *Quem* (siehe Seite 82) wirkt interessant und macht neugierig!

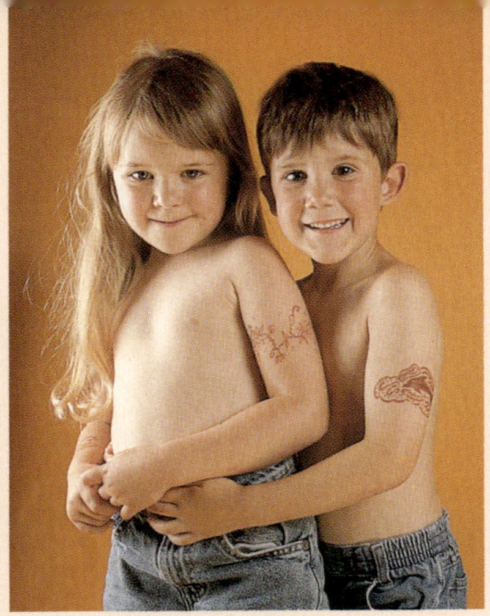

Und vielleicht begeistern Sie Ihre Kinder oder kleinen Geschwister einmal mit einem Tiermotiv.

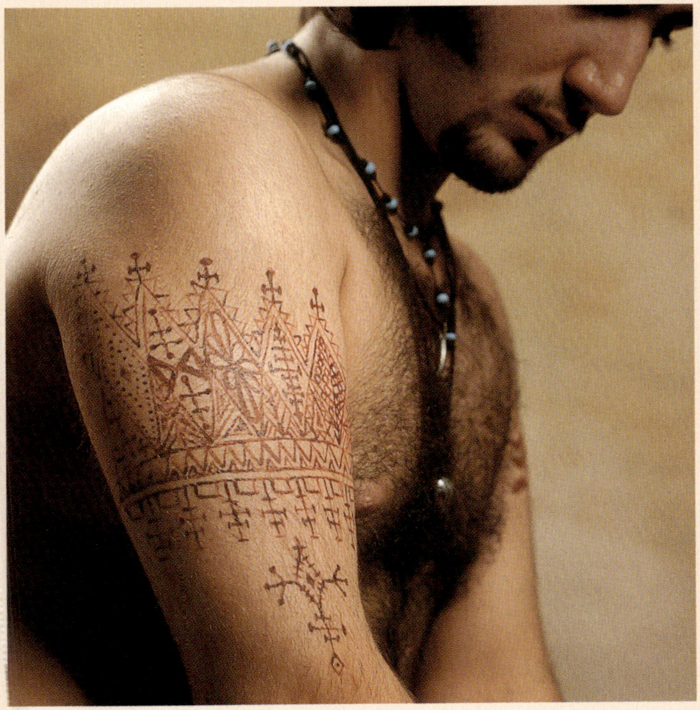

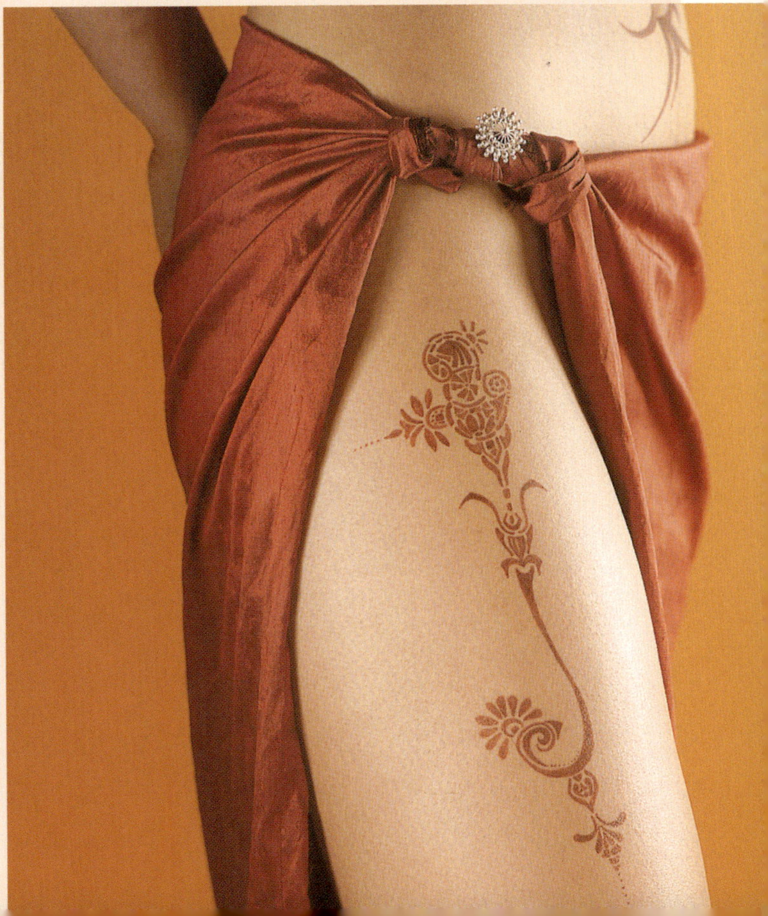

Schmuckelemente

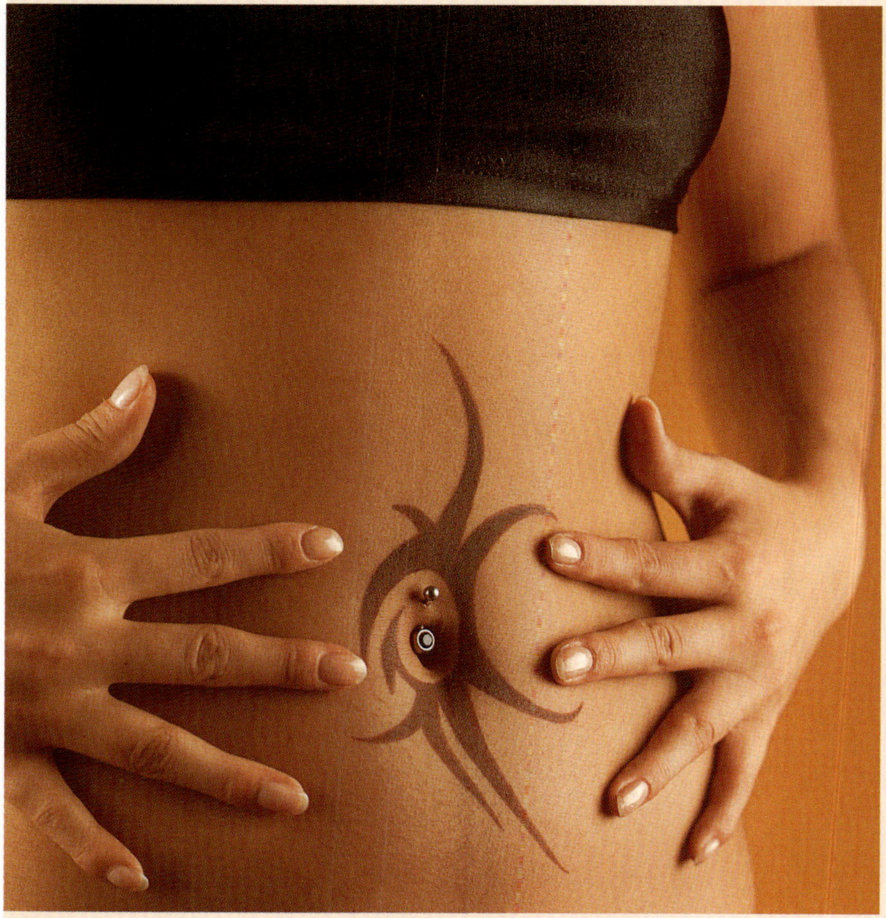

Unser Model trägt hier ein typisches Tribal.

Natürlich können Sie grundsätzlich jede Stelle Ihres Körpers mit einem Mehndi schmücken. Besonders beliebt bei jungen Mädchen sind zur Zeit der Bauchnabel und das Dekolleté. Achten Sie beim Auftragen auf eine ruhige, entspannte Atmosphäre, damit das Muster sich nicht verändert, wenn derjenige, der das Mehndi bekommen hat, sich – und damit die Muskulatur – erst hinterher entspannt.

Ob Sie hier mit klassischen Ornamenten, Symbolen, Schriftzeichen oder Phantasiemustern arbeiten, bleibt Ihnen überlassen. Wichtig ist natürlich immer, daß es zum Träger oder zur Trägerin des Mehndis paßt.

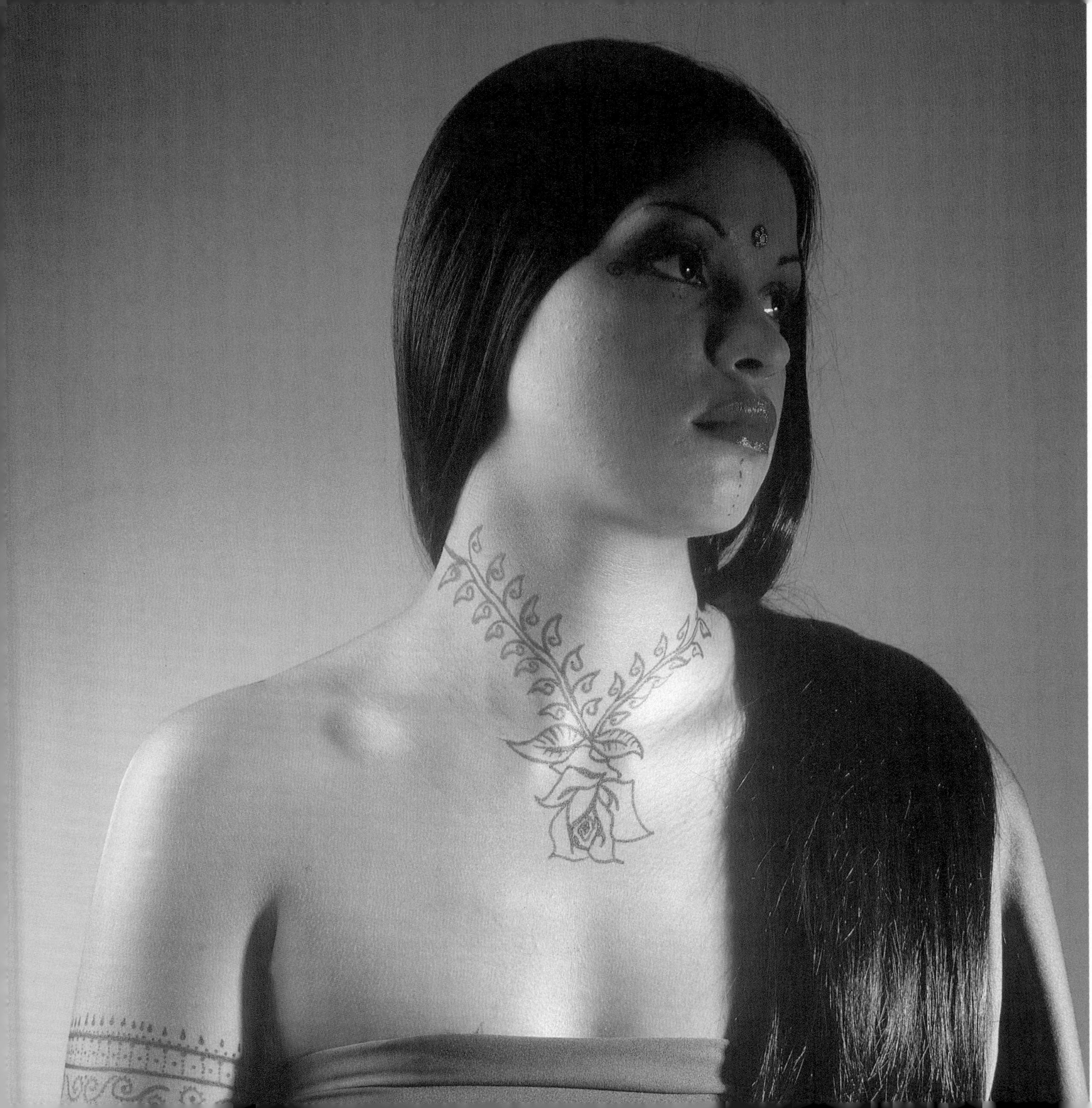

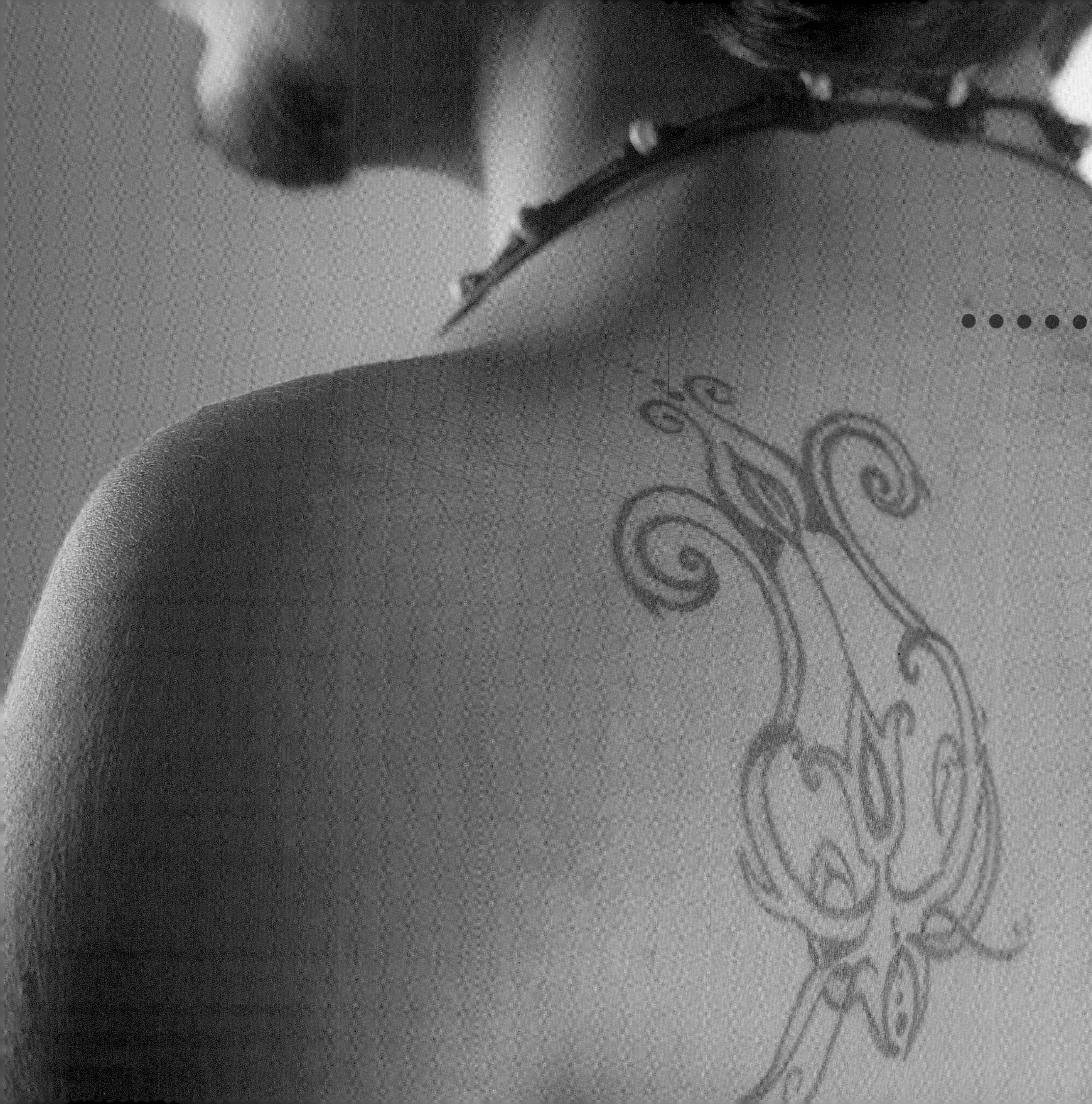

Traditionelle Ornamente

Wir möchten Ihnen in diesem letzten Kapitel noch die wichtigsten Symbole, die tradtionell immer wieder in Mehndis auftauchen, vorstellen. Sie kommen alle aus dem indischen Kulturkreis. Natürlich können Sie mit Henna auch andere Motive auf die Haut »zaubern«: Tribals, keltische Ornamente, chinesische Schriftzeichen, Phantasiesymbole oder was immer Ihnen gefällt. Da wir uns aber der Mehndi-Kunst verschrieben haben, zeigen wir auf den folgenden Seiten, welche Ornamente dabei verwendet werden und welche Bedeutung sie für den Träger des Mehndis haben bzw. was sie aussagen.

Sie können die Motive auf den folgenden Seiten als Vorlagen benutzen oder sie zur Erstellung von Schablonen abpausen.

Florale Motive

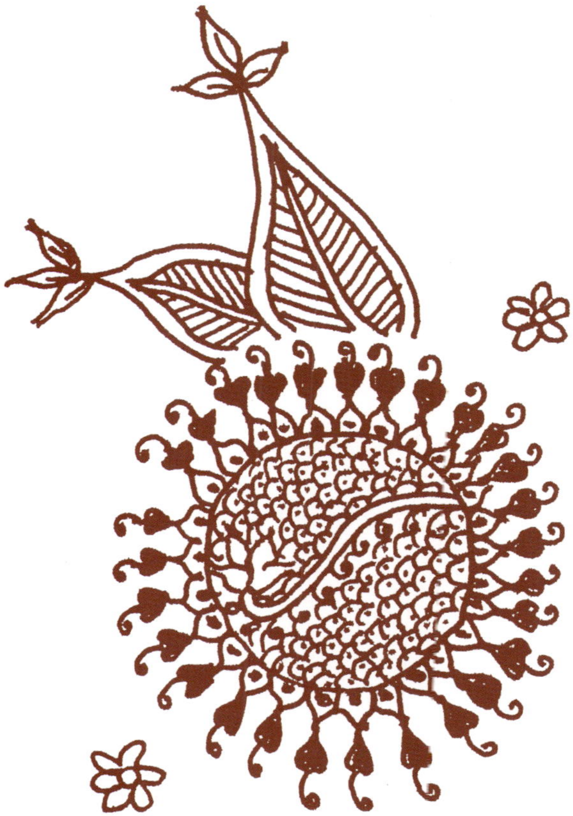

Blumen jeglicher Art – zum Beispiel Lotusblüten, Passionsblumen,Sonnenblumen,

Granatapfelblüten- sowie Früchte sind die am meisten verwendeten Symbole in der Mehndi-Kunst. Sie sind immer Ausdruck weiblicher Schönheit. So gilt beispielsweise die Lotusblume als Symbol für die Göttin Lakshmi, die hinduistische Göttin der Gesundheit, Schönheit und Freude. Sie ist eine außerdem eine Metapher für die Wiege des Universums. Im Hinduismus heißt es, der Gott Brahma wäre in ihr geboren. Auch Buddha wird oft in einer Lotusblüte sitzend abgebildet und verkörpert so das stetige Wachsen und Gedeihen, den ewigen Kreislauf der Natur. Mit ihren in alle Richtungen zeigenden Blütenblättern symbolisiert die Lotusblume kosmische Harmonie und das Licht.

Blumenranken stehen in der Mehndi-Malerei für das Wachsen der Liebe zwischen frisch Verliebten. Sie bieten sich als zartes Band um den Oberarm oder am Bein herunterlaufend an.

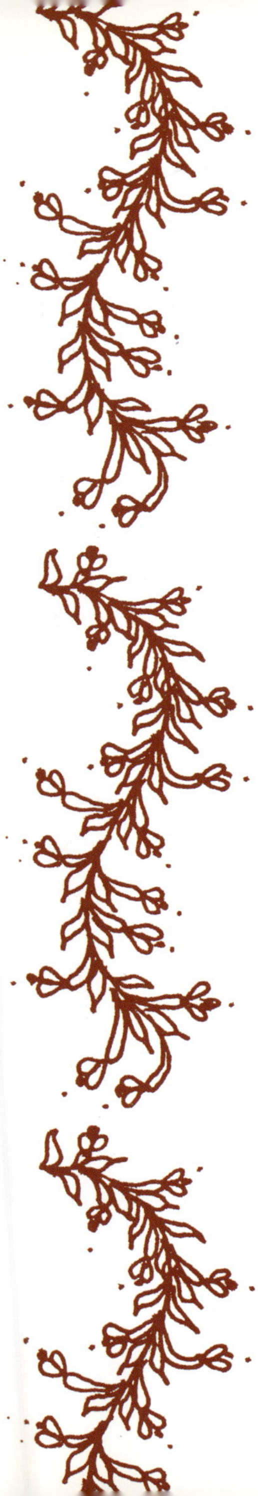

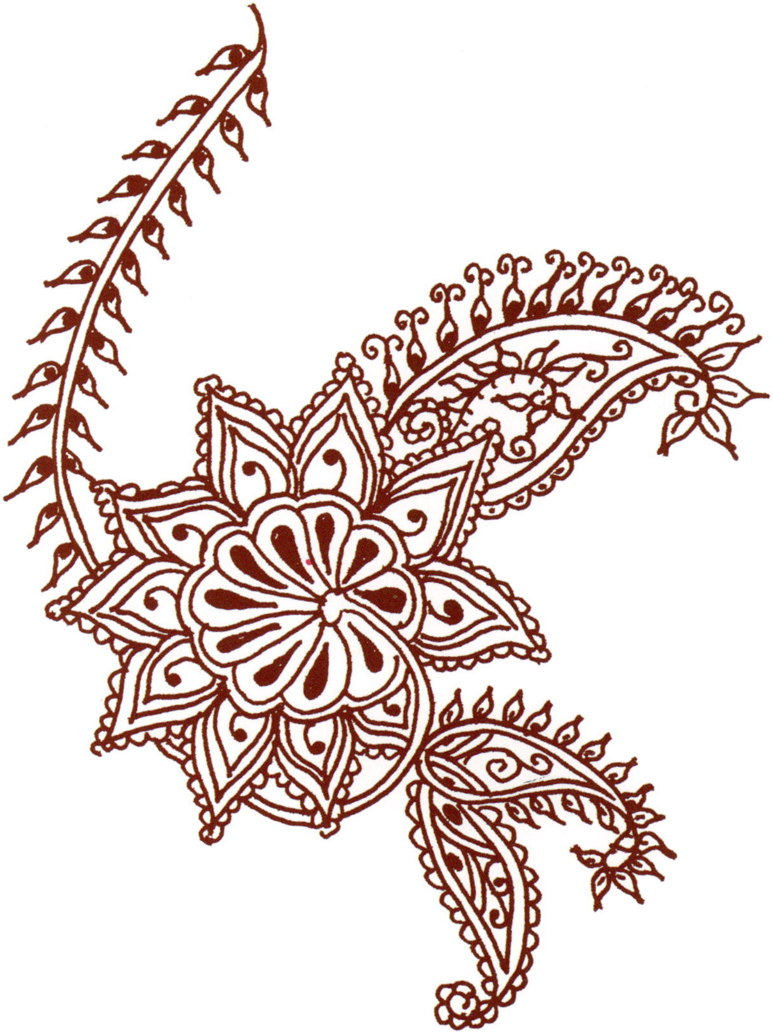

Tiermotive

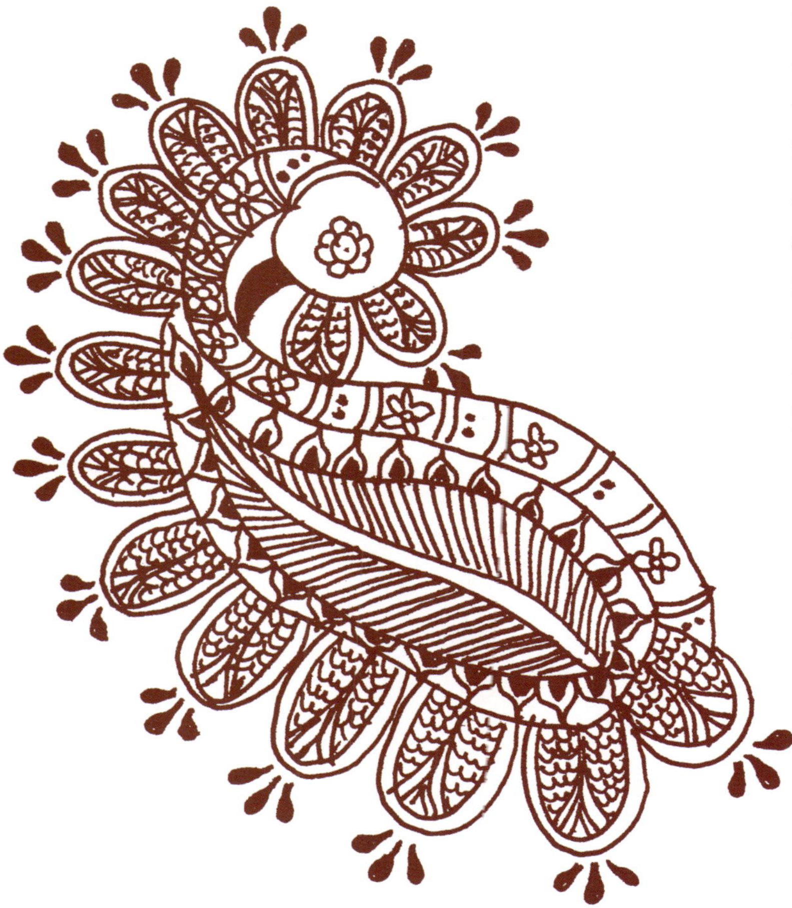

Vögel

Tiere tauchen in der Mehndi-Kunst hauptsächlich in Form von Vögeln, Krokodilen und Elephanten auf. Bei den Vögeln steht an erster Stelle der Schwan, gefolgt von Störchen, Pfauen und manchmal Flamingos. Sie gelten als Mittler zwischen Himmel und Erde und werden deshalb als spirituelle Wesen betrachtet. Häufig werden sie als Paar dargestellt und symbolisieren dann Ehepaare. Einzelne Vögel stehen für einen Neuanfang und Veränderung, auch Übertritt in einen neuen Lebensabschnitt. Ein Vogel wird häufig zum Neujahrsfest gezeichnet.

Flamingos stehen für das Licht.

Der Storch symbolisiert im Orient ein langes Leben (immerhin wird er bis zu zwanzig Jahre alt). Er ist außerdem in den meisten Kulturen ein Symbol für Fruchtbarkeit und Kinderwunsch, wahrscheinlich, weil der Storch regelmäßig, wenn die Natur im Frühjahr neu erwacht, zu seinem Nest zurückkehrt. Durch seine Körperhaltung, meist auf einem Bein stehend, gilt der Storch auch als Metapher für Nachdenklichkeit, Geduld und philosophische Betrachtung.

Der Pfau

Der Pfau ist das Wappentier Indiens und weist auf die Verbundenheit mit dem Vaterland hin. Er wird außerdem mit der Sonne in Verbindung gebracht, wohl aufgrund seiner langen, farbigen Schwanzfedern, die ein Sonnenrad symbolisieren und zugleich einen Teil des Universums, den Vollmond oder die Mittagssonne. Im Buddhismus ist der Pfau das Reittier Buddhas.

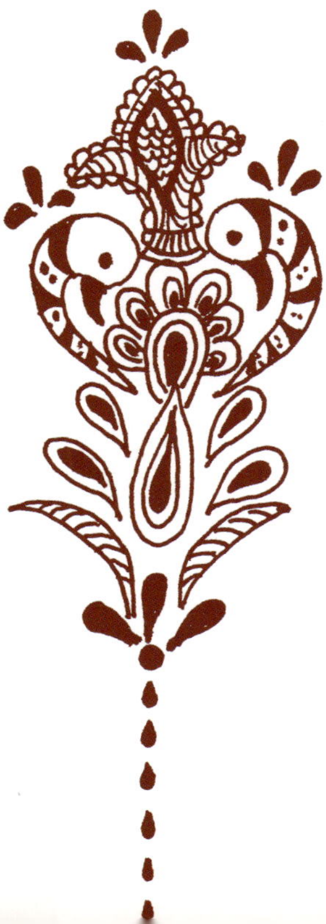

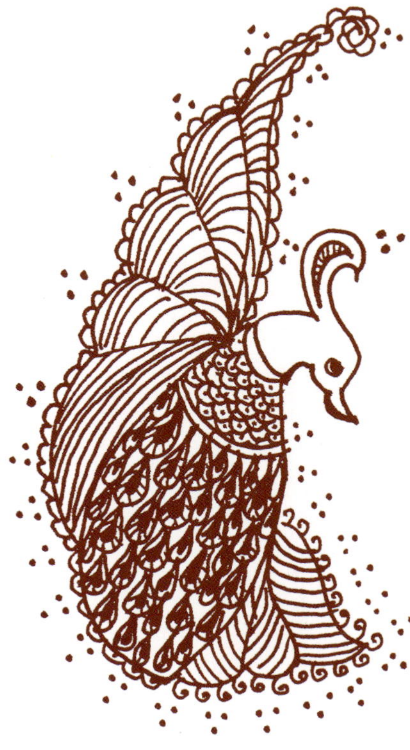

Der Elefant

In Asien wird der Elefant als das Tier angesehen, das von den Mächtigen und den Göttern geritten wird. Er ist ein Symbol für Macht, Weisheit, Frieden und Glück. Ganesha, der Sohn des Gottes Shiva, wird oft mit einem Elefantenkopf dargestellt.

In Indien wird der Elefant als Träger des gesamten Universums angesehen.

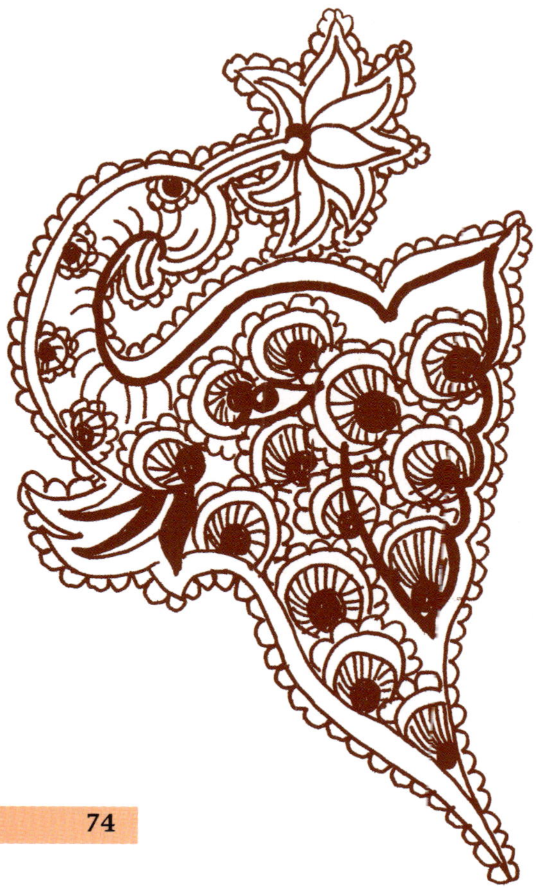

Das Krokodil

Das Krokodil wird meistens in stilisierter Form als gezackte Linie dargestellt. Es steht für das Gleichgewicht zwischen Vergangenem und Zukünftigem und soll eine reinigende Funktion haben.

Fische

Da Fische für das Element Wasser stehen, sind sie ein Symbol für Leben und Fruchtbarkeit. Sie gelten deshalb auch als heilig.

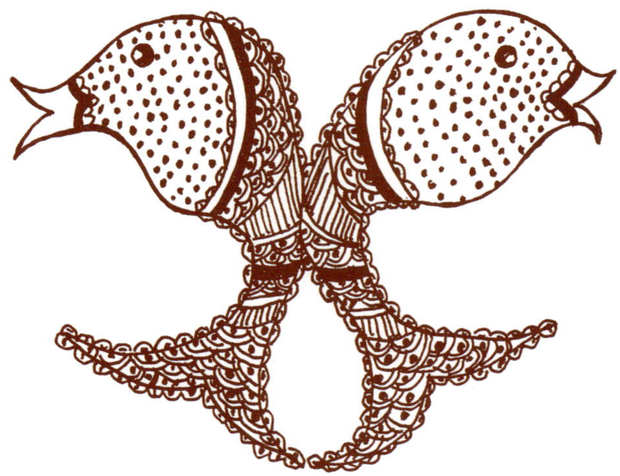

Gesichter

Menschen werden immer paarweise abgebildet und symbolisieren Brautleute und deren Liebe zueinander. Oft wird das Paar von einem stilisierten Herz umrandet.

Das Herz, zentrales Organ des Körpers, gilt als die Mitte des Universums, als Ort, der den Kontakt mit Brahma (der Personifizierung des Absoluten) herstellt. In Ägypten betrachtet man das Herz als Zentrum der Lebenskraft, des Willens und der Gedanken.

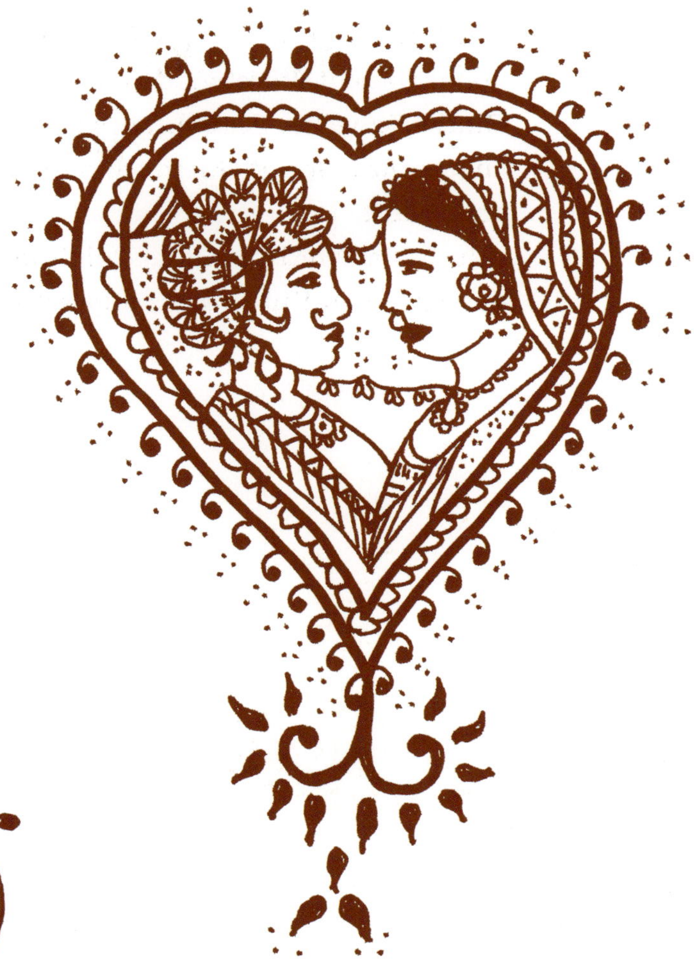

Arabesken

Arabesken sind die häufigsten Ornamente. Sie stehen mit ihren immer wiederkehrenden Blütenmustern für beständiges Wachstum. Einfach gepunktete Linien können den Regen als erneuerndes, nährendes Element symbolisieren.

Gegenstände

Gelegentlich werden auch Dinge des täglichen Lebens dargestellt wie Boote, (Wunder-)Lampen, Vasen oder Schalen, wobei diese – wie auch die Lampen – immerwährenden Reichtum symbolisieren. Boote oder Sänften bedeuten den Anfang eines neuen Lebensabschnittes oder das Umschiffen gefährlicher Gewässer.

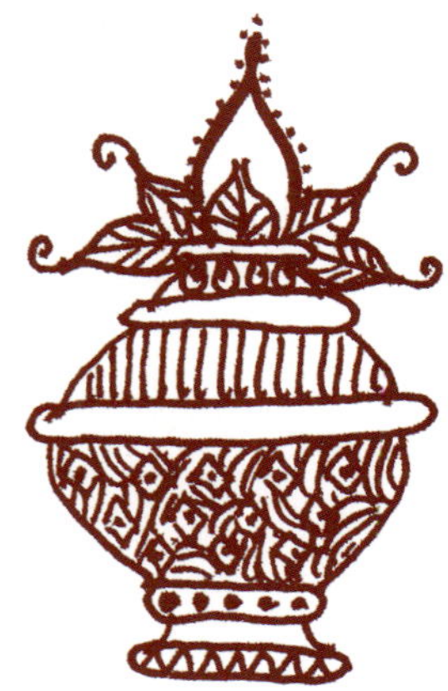

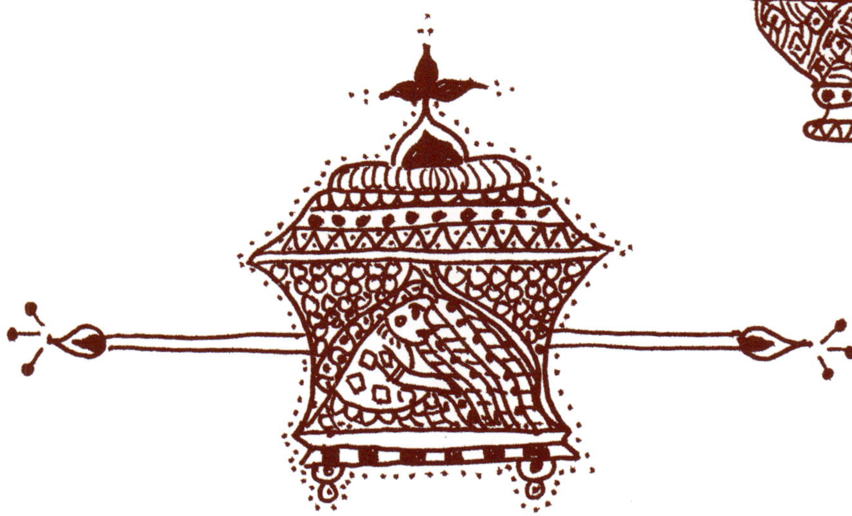

Kreise

Kreise und Räder werden meistens als Symbol für die Sonne oder die Erde eingesetzt. Der Kreis ist das Zeichen für Einheit, das Absolute und die Perfektion. Er bedeutet auch Einheit der spirituellen Kräfte. Da er keinen Anfang und kein Ende hat, ist er das Symbol für die Ewigkeit. Kreise und Räder sollen häufig den Anfang und das Ende, das Gute und das Böse als Einheit symbolisieren.

Die Sonne

Die Sonne wird als das lebensspendende Element angesehen und bedeutet Wärme und Licht. Da sie regelmäßig auf- und untergeht, wird sie mit Auferstehung und Neuanfang in Verbindung gebracht. Weil sie auf alle Menschen gleich scheint, ist sie auch ein Symbol für Gerechtigkeit.

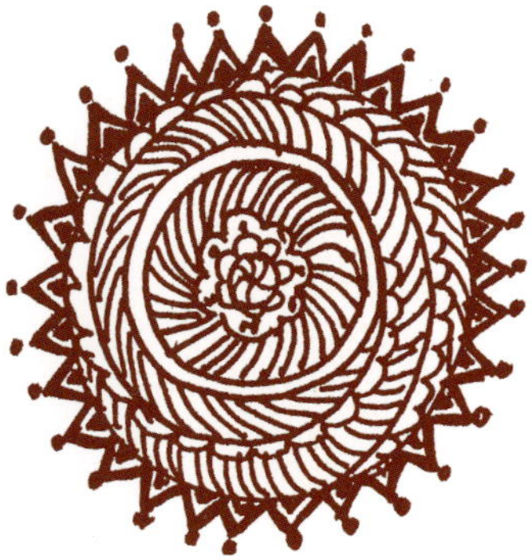

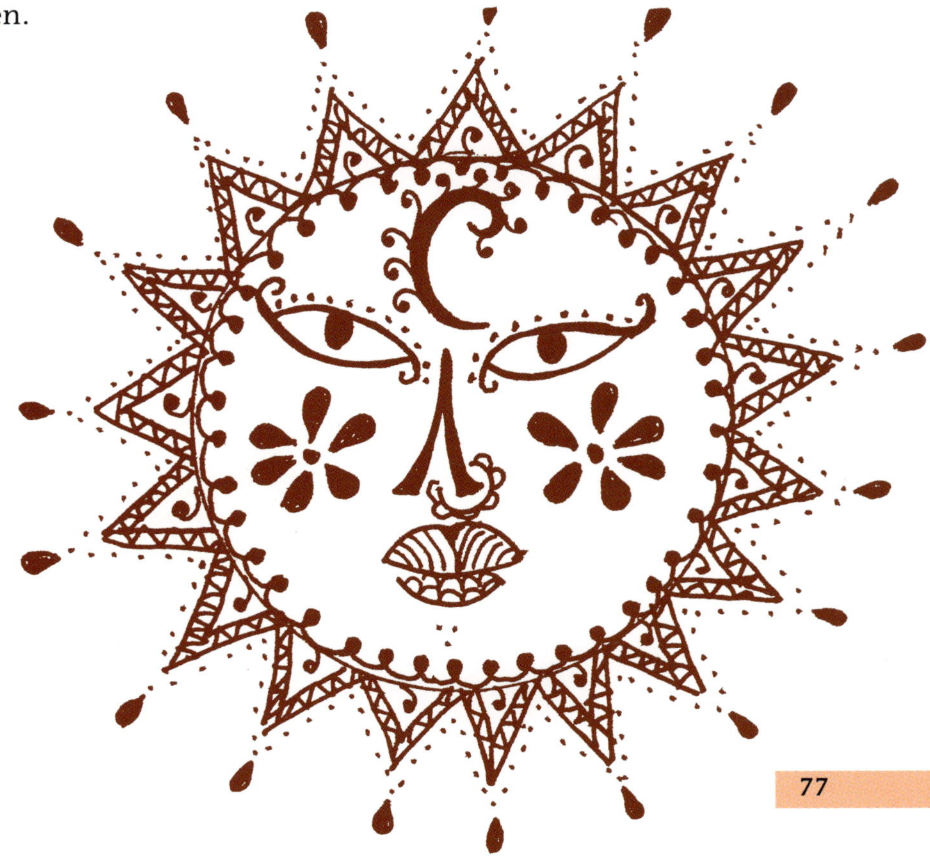

Die Swastika

Der Begriff Swastika stammt aus dem Sanskrit und bedeutet Hakenkreuz. Die Swastika steht für Glück und Lebensfreude und ist zugleich ein Symbol für die Sonne. Im Buddhismus ist sie der Schlüssel zum Paradies und soll heilende Kräfte haben.

Im 20. Jahrhundert wurde das Hakenkreuz leider verschiedentlich zum Symbol von national-revolutionären und faschistischen Bewegungen.

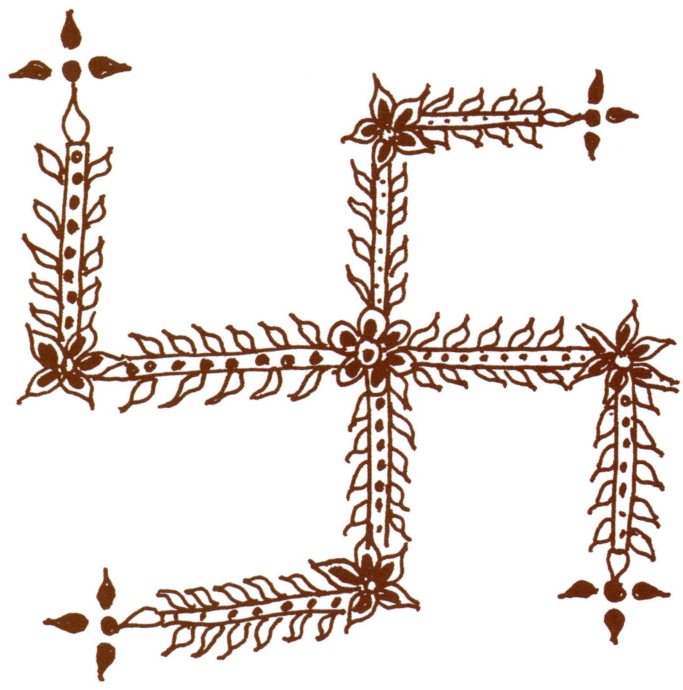

Graphische Elemente

Diese fünf graphischen Elemente kommen in jedem Mehndi vor. Sie sollen sich harmonisch miteinander verbinden und den Organismus in Einklang bringen.

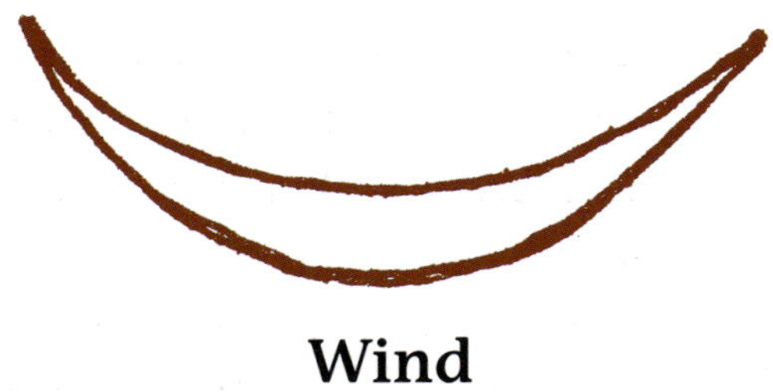

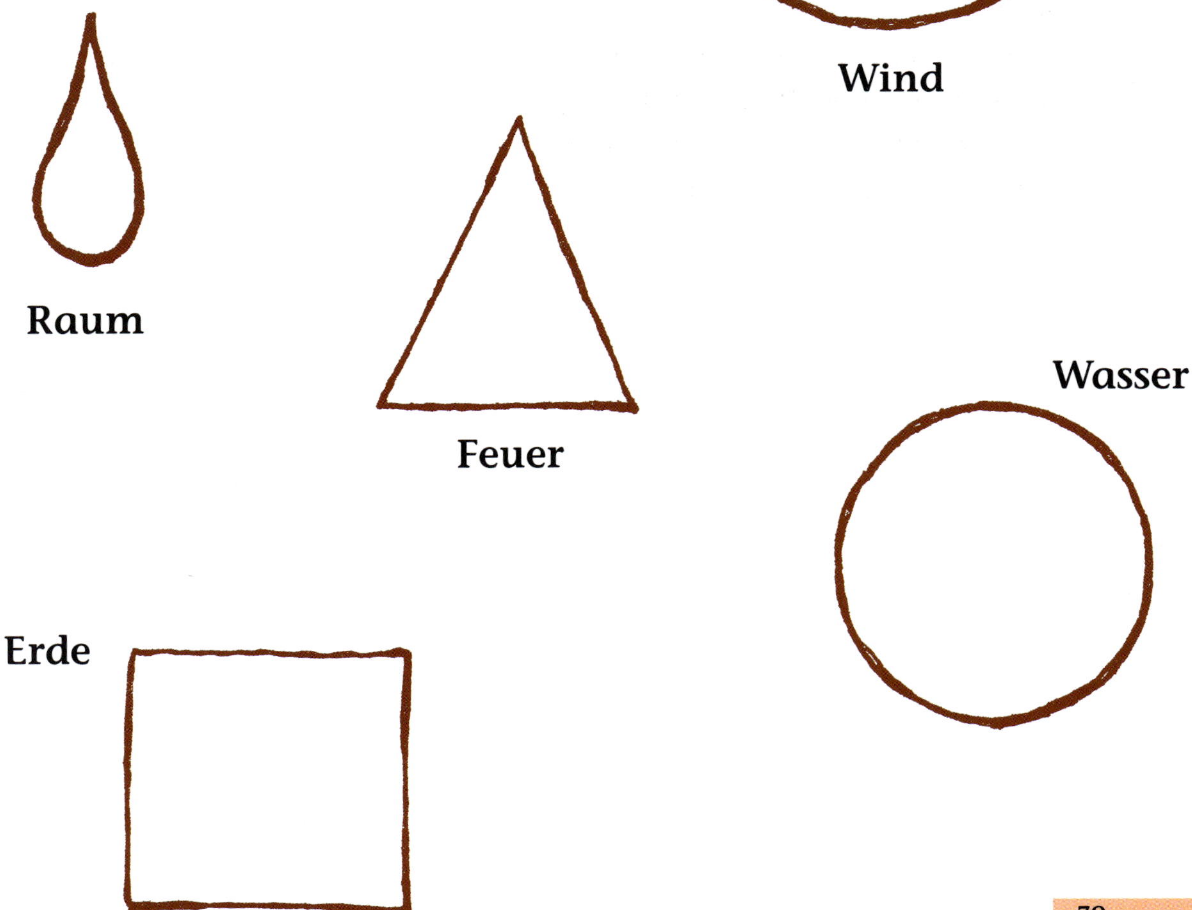

Symbole

Die folgenden Symbole haben einen sehr alten traditionellen Hintergrund. Sie alle haben eine ganz bestimmte Bedeutung, die entweder vom Träger des Symbols nach außen zu erkennen gegeben wird oder das Leben desjenigen, der das Mehndi bekommt, beeinflussen soll. Die Symbole können in ein Mehndi integriert werden, sie wirken aber auch als einzelnes Schmuckelement äußerst attraktiv.

Aum (Glück)

Dieses traditionelle Zeichen trug Madonna eine zeitlang auf ihrer Handinnenfläche. Sie trug dazu bei, daß die Mehndi-Kunst auch in Deutschland so bekannt und beliebt wurde.

Das Aum steht für Wandel und Beständigkeit, Anfang und Ende des Universums, drückt den Gegensatz aus. Wer es trägt, demonstriert Vielschichtigkeit, aber auch einen starken Willen. Es soll Glück und ein positives Denken sichern, Kraft für die Zukunft geben.

Generell bedeutet es die Dreifaltigkeit des Universums (Mensch/Erde/Himmel), des Tages (Morgen/Mittag/Abend), des Menschen (wacher Zustand/Traum/tiefer Schlaf) und der Fähigkeiten (Handeln/Wissen/Verlangen).

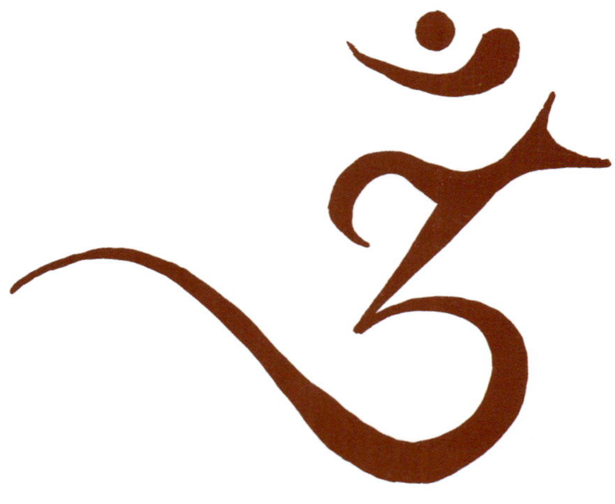

Abat (Liebe)

Dieses Zeichen steht für Nähe, Wärme, Zuwendung. Es signalisiert die Bereitschaft, eine Beziehung einzugehen, und festigt das Band einer bereits bestehenden Verbindung. Außerdem drückt es den Glauben an das Gute im Menschen aus und steht für Treue, Beständigkeit, Aufrichtigkeit. Es bedeutet aber auch Verzicht, das Zurückstellen eigener Interessen, Rücksichtnahme.

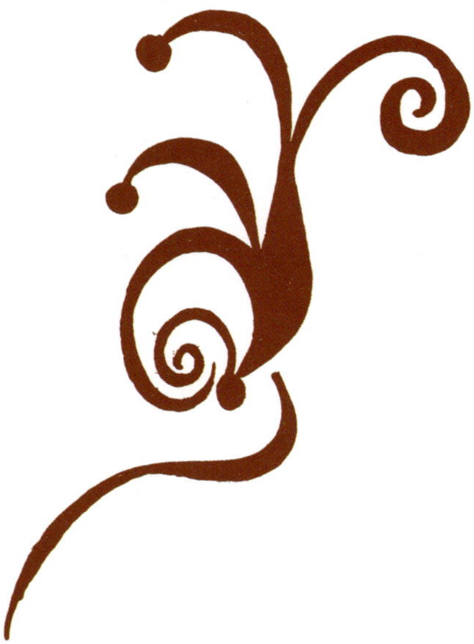

Sirit (Karriere)

Dieses Zeichen steht für Erfolg im Beruf, Durchsetzungsvermögen, Zielstrebigkeit. Dem Träger soll es zu einem klaren, präzisen Denken verhelfen. Es soll die Kräfte zentralisieren, das Augenmerk auf wichtige Aspekte lenken.

Für alle, die in irgendeiner Form Karriere machen wollen, gilt es als Stütze und Quelle neuer Ideen. Gleichzeitig steht es für die Gelassenheit, selbst in brenzligen Situationen einen ruhigen Kopf zu bewahren.

Quem (Sex)

Das Quem signalisiert Liebesbereitschaft und körperliche Hingabe. Der Träger mobilisiert seine Körperenergien, sensibilisiert die Sinne und das Empfinden. Die Wirkung auf andere Menschen wird verstärkt und intensiviert. Gleichzeitig wird die Balance von Körper und Geist zugunsten des Körpers verschoben.

Mit diesem Symbol wir die Lust auf Sex und Zärtlichkeit angekurbelt.

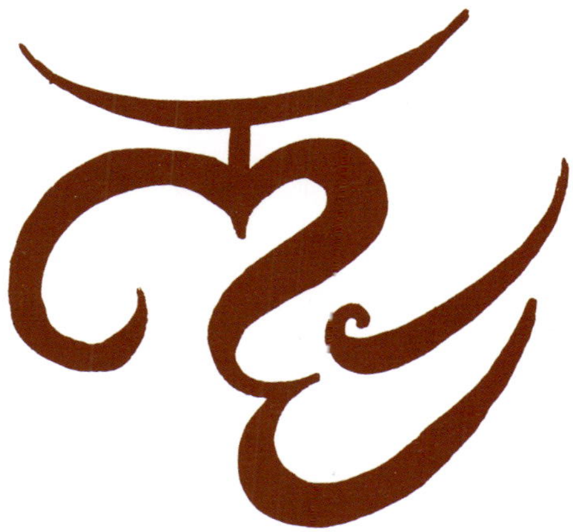

Chiron (Geld)

Dieses Symbol soll den finanziellen Wohlstand sichern. Besitz und Güter stehen im Vordergrund, materielle Aspekte gewinnen an Bedeutung. Man hat die Finanzen immer im Auge.

Der Träger kann darauf hoffen, daß Anschaffungen fortan unter einem guten Stern stehen, Investitionen sich lohnen. Kurzum: Wer in der Zukunft auf mehr Geld hofft, stimmt die Götter mit diesem Zeichen günstig.

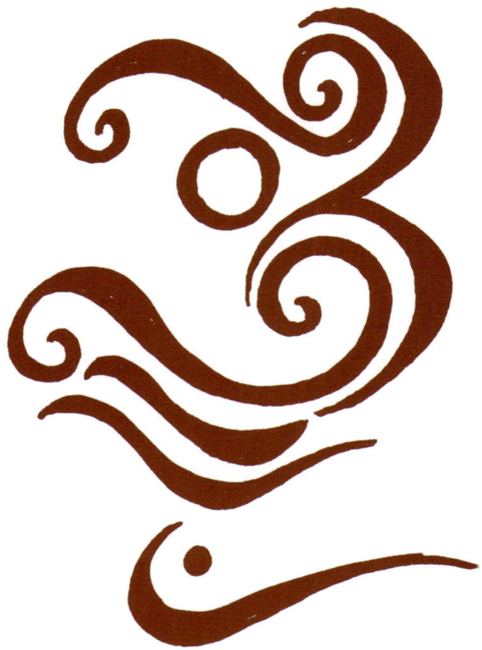

Über die Autorinnen:

Petra Rascher und Andria von Lossberg, beide gebürtige Amerikanerinnen, sind ausgebildete Visagistinnen, die für Film und Fernsehen sowie für das Theater arbeiten. Sie haben den Mehndi-Trend in Kalifornien nach Abschluß ihres Kunststudiums (Petra in Paris, Andria in Los Angeles) aufgegriffen und erfolgreich umgesetzt, indem sie in Los Angeles und Umgebung zu gefragten Mehndi-Meisterinnen wurden. Ihre Kenntnisse in dieser jahrtausendealten Kunstform hat Petra während eines längeren Aufenthalts in Indien vertieft, während Andria in Hollywood und Santa Cruz ihr Wissen und ihre Erfahrungen in der Mehndi-Kunst erweiterte.

Petra und Andria führen zusammen seit 1997 einen Mehndi-Schönheitstempel in Hamburg und bieten Seminare an, um Interessenten diese jahrtausendealte Kunst der Körperdekoration näherzubringen. Darüber hinaus gründeten sie die Firma *Art with Love*, die ein breit gefächertes Sortiment zum Thema Mehndi vertreibt (siehe Seite 86).

Mehndi – Body Painting mit Henna ist das erste Buch der beiden Künstlerinnen.

Danksagungen

Wir möchten uns ganz herzlich bei allen bedanken, die dieses Buch zu dem haben werden lassen, was es ist. Das gilt ganz besonders für:

Jutta Katharina Meier,
die so großherzig war – und immer noch ist – uns einen Ort zur Verfügung zu stellen, wo wir (Art with Love) uns selbst verwirklichen konnten. Sie führt einen Nagelsalon in Hamburg, der *Exclusive Studio Vanity* heißt, und ist für die wunderschönen Nagelmodellagen in diesem Buch verantwortlich.

E. Nanny Rascher,
die so viel Zeit und Energie geopfert hat, um dieses Buch auf lesbare Manuskriptseiten zu bringen und unser Projekt *Mehndi-Tempel* von Anfang an unterstützt hat.

Christine v. Lossberg,
die uns ihre Wohnung zur Verfügung gestellt hat, damit die Photos zum Buch entstehen konnten. Sie hat uns immer ermutigt als Künstlerinnen zu wirken und war uns ein gutes Vorbild.

Art with Love Mehndi-Hennaprodukte

Art with Love, das sind Petra Rascher und Andria von Lossberg, die Ihre Kunst der professionellen Körperbemalung in ihrem Studio in Hamburg anbieten. Darüber hinaus erhalten Sie dort auch Produkte zum Selbermachen:

■ Das *Komplett-Set*. Es enthält fertig gemixte Hennapaste, 30g Henna-Pulver, eine Schablone, Mehndi-Öl und ein Spezialfläschchen mit einer Metallspitze zum exakten Auftragen.

■ Das *Künstler-Set* – ein auf Ihre Bedürfnisse maßgeschneidertes Paket. Dieses enthält 4 x 30g Henna-Pulver, eine Tube Hennapaste, Mehndi-Öl, zwei Schablonen, Spezial Applikator (incl. drei Metallspitzen), Body Jewels, ein Orginal Pakistanisches Mehndi-Design Büchlein sowie eine ausführliche Anleitung.

■ *Schablonen*. Art with Love bietet Ihnen außerdem eine große Auswahl an Hals-, Fuß- und Hand-Schablonen an.

Die Reel Creation Serie ist eine weitere Besonderheit. Hierunter versteht man Bodypainting Farben, die bis zu fünf Tage auf der Haut halten und wasserfest sind. Die Farbqualität und gleichzeitig der täuschend echte Tattoo-Effekt sind herausragende Merkmale dieser Serie. Die Transferbögen enthalten traditionelle Tattoo-Motive und lassen sich sehr einfach auf die Haut aufbringen.

Bei Art with Love können Sie verschiedene Sets bestellen:

■ Das *Reel Creation Standard-Set* aus Hollywood enthält zwei große Bögen mit Transferdesigns, acht Flaschen mit Farbe, einen Pinsel und Entwicklerflüssigkeit.

■ Das *Reel Creation Commercial-Set* aus Hollywood mit zehn Flaschen Farbe, sechs Transferdesign-Bögen, einem Pinsel sowie Entwicklerflüssigkeit.

■ Das *Reel Creation Mini-Set* aus Hollywood mit fünf Flaschen Farbe, einen Bogen Transferdesign, einem Pinsel und Entwicklerflüssigkeit.

Art with Love, Hamburg
Studio: 040-303 998 11

Weitere Bezugsquellen

BELLA CURIOSA, 24937 Flensburg, Nordergraben 24, Tel. 0461-29826, Fax 0461-180817;
25899 Niebüll, Hooger Str. 22, Tel. 04661-3916.
BIOSHOP, 53840 Troisdorf, Kölner Str. 36a, Tel. 02241-978091, Fax 02203-57307.
*BIOTHEK, 74348 Lauffen a. N., Brückenstr. 19, Tel. 07133-22544.
BODY SHOP, 10585 Berlin, Wilmersdorfer Str. 146-147, Tel. 030-3429026;
10623 Berlin, Bahnhof Zoologischer Garten, Hardenbergplatz 9-11, Tel. 030-3121391;
10719 Berlin, Uhlandstr. 156, 030-8823397;
12163 Berlin, Schloßstr. 25, 030-7922557;
18055 Rostock, Galerie Rostocker Hof, Kröpeliner Str. 26, Tel. 0381-4923101;
20095 Hamburg, Einkaufspassage Hamburger Hauptbahnhof, Tel. 040-322146;
20249 Hamburg, Eppendorfer Baum 28, Tel. 040-470396;
20255 Hamburg, Osterstr. 120, Tel. 040-409788;
20354 Hamburg, Gerhofstr. 2, Tel. 040-352307;
22391 Hamburg, Alstertal-Einkaufszentrum, Tel. 040-6064401;
23552 Lübeck, Königpassage, Königstr. 55, Tel. 0451-71904;
24103 Kiel, EKZ Kiel-Sophienblatt, Tel. 0431-672990;
24937 Flensburg, Holm 39, Tel. 0461-28619,
26122 Oldenburg, Schüttingstr. 5, Tel. 0441-13700;
28307 Bremen, Weserpark, Hans-Bredow-Str. 19, Tel. 0421-488009;
30159 Hannover, Georgstr. 24/Große Packhofstr., Tel. 0511-324444;
30161 Hannover, Lister Meile 27, Tel. 0511-344242;
31785 Hameln, Bäckerstr. 53, Tel. 05151-29232;
33098 Paderborn, Marienplatz 3-5, Tel. 05251-24751;
33602 Bielefeld, Bahnhofstr. 2, Tel. 0521-5212030;
34117 Kassel, Königs-Galerie, Obere Königsstr. 39, Tel. 0561-780633;
37073 Göttingen, Prinzenstr. 10-12, Tel. 0551-484802;
40212 Düsseldorf, Schadow Arkaden, Schadowstr. 11, Tel. 0211-131206;
40213 Düsseldorf, Karlplatz 19, Tel. 0211-323307;
41061 Mönchengladbach, Hindenburgstr. 37, Tel. 02161-26898;
42105 Wuppertal, Rathaus Galerie, Kleine Klotzbahn/Willi-Brandt-Platz 15, Tel. 0202-440620;
44135 Dortmund, Ostenhellweg 42-48, Tel. 0231-523809;
45127 Essen, City Center, Porscheplatz 63, Tel. 0201-221721;
45472 Mülheim a. d. Ruhr, Rhein Ruhr Zentrum, Humboldtring 13, Tel. 0208-492980;
46047 Oberhausen, CentrO, Centroallee 45, Tel. 0208-204914;
47798 Krefeld, Königstr. 106, Tel. 02151-611917;
48143 Münster, Aegidiistr. 3, Tel. 0251-55700;
49074 Osnabrück, Neumarkt-Carée, Neumarkt 7, Tel. 0541-24737;

50667 Köln, Hohe Str. 134, Tel. 0221-2575889;
50667 Köln, Olivandenhof, Zeppelinstr. 9, Tel. 0221-2570316;
50672 Köln, Ehrenstr. 15-17, Tel. 0221-2570315;
50858 Köln, Rhein Center, Aachener Str. 1253, Tel. 02234-71020;
50931 Köln, Dürener Str. 138, Tel. 0221-4060460;
52062 Aachen, Markt 45, Tel. 0241-20023;
52349 Düren, Markt 10, Tel. 02421-291153;
53111 Bonn, Dreieck 10, Tel. 0228-693969;
54290 Trier, Grabenstr. 2, Tel. 0651-78163;
55116 Mainz, Schusterstr. 25-27, Tel. 06131-234322;
56068 Koblenz, Löhr-Center, Hohenfelder Str. 22, Tel. 0261-1002250;
60313 Frankfurt/Main, Luginsland 1/Ecke Goethestr., Tel. 069-291939;
60549 Frankfurt/Main, Flughafen, Terminal 1, Abflug B, Sky Line-Arkade, Tel. 069-69072740;
64283 Darmstadt, Schuchardstr. 9, Tel. 06151-997095;
65183 Wiesbaden, Kirchgasse 78, Tel. 0611-379801;
65843 Sulzbach/Ts., Main-Taunus-Zentrum, Laden 40, Tel. 069-3089772;
66111 Saarbrücken, Bahnhofstr. 1-3, Tel. 0681-36050;
68161 Mannheim, Planken P3, 12-13, Tel. 0621-20273;
69117 Heidelberg, Hauptstr. 9-13, Tel. 06221-167853;
69117 Heidelberg, Hauptstr. 102, Tel. 06221-21243;
70173 Stuttgart, Schillerplatz 4/Ecke Königstr., Tel. 0711-2264001;
71065 Sindelfingen, Breuningerland EKZ, Tilsiter Str. 15, Tel. 07031-810404;
71229 Leonberg, Leo-Center, Leonberger Str. 98-108, Tel. 07152-44500;
73728 Esslingen, Unterer Metzgerbach 28/Ecke Pliensaustr., Tel. 0711-353599;
74072 Heilbronn, Fleiner Str. 39, Tel. 07131-993285;
77652 Offenburg, Steinstr. 20-22, Tel. 0781-70256;
78462 Konstanz, Wessenbergstr. 8, Tel. 07531-17202;
79098 Freiburg, Bursengang, Tel. 0761-289094;
80331 München, Sendlinger Str. 21, Tel. 089-264087;
80331 München, Kaufingerstr. 24, Tel. 089-29163337;
80802 München, Leopoldstr. 23, Tel. 089-3401193;
80993 München, Olympia EKZ, Hanauer Str. 68, Tel. 089-1401447;
86150 Augsburg, Karolinenstr. 15, Tel. 0821-519770;
87435 Kempten, Fischerstr. 19, Tel. 0831-10057;
88212 Ravensburg, Adlerstr. 26, Tel. 0751-21900;
89073 Ulm, Platzgasse 8, Tel. 0731-6024553;
89077 Ulm, Blautal Center, Blaubeurer Str. 95, Tel. 0731-34045;
90402 Nürnberg, Breite Gasse 64-66, Tel. 0911-222424;
97070 Würzburg, Domstr. 34, Tel. 0931-3534536.

*BRENNESSEL, 80799 München, Türkenstr. 60, Tel. 089-280303;
*DUFT & SCHÖNHEIT, 80331 München, Sendlinger Str. 46, Tel. 089-2608259.
*HEXENKÜCHE, 82152 Krailling, Luitpoldstr. 25, Tel. 089-8593135, Fax 089-8593136.
*HOBBY-KOSMETIK, 86153 Augsburg, Lechhauserstr. 3, Tel. 0821-155346, Fax 0821-513945;
70806 Kornwestheim, Stauffenbergstr. 26, Tel. 07154-3744;
97456 Dittelbrunn, Erlenstr. 25, Tel. 09721-44190;
84559 Kraiburg am Inn, Hochfellnstr. 2, Tel. 08638-7073,
97618 Niederlauer, Sandstr. 4, Tel. 09771-18318
HOBBY-KOSMETIK HAAG, 74821 Mosbach, Entengasse 4, Tel. 06261-14020.
JANSON GMBH, 76133 Karlsruhe, Kaiserpassage 16, Tel. 0721-26410, Fax 0721-27780.
*JOJOBA NATURPRODUKTE, 57076 Siegen-Weidenau, Bismarckstr. 5/Siegerlandzentrum,
Tel. 0271-790201, Fax 0271-73866.
*KOSMETIK-BAZARE: Interessengemeinschaft der Kosmetik-Bazare e.V.,
28203 Bremen, Ostertorsteinweg 25-26, Tel. 0421-701699, Fax 0421-75531;
30159 Hannover, Knochenhauer Str. 6, Tel. 0511-326236, Fax 05137-94293;
30890 Barsinghausen, Breite Str. 7, Tel./Fax 05105-60560;
31582 Nienburg, Georgstr. 11, Tel. 05021-12825, Fax 05021-912242;
31785 Hameln, Thiewall 4, Tel./Fax 05151-22576;
32257 Bünde, Bahnhofstr. 31, Tel. 05223-5133, Fax 05232-71219;
32756 Detmold, Paulinenstr. 9, Tel. 05231-39614, Fax: 05231-39691;
33615 Bielefeld, Arndtstr. 51, Tel. 0521-131008, Fax 05232-71219;
34414 Warburg, Hauptstr. 46, Tel. 05641-2311, Fax 05641-60468;
35037 Marburg, Augustinergasse, Tel. 06421-161363, Fax 0641-76450;
35390 Gießen, Frankfurter Str. 1, Tel. 0641-76979, Fax 0641-76450;
37671 Höxter, Am Markt 2a, Tel./Fax 05271-380095;
45130 Essen, Alfredstr. 43, Tel./Fax 0201-796413;
48143 Münster, Ludgeristr. 68, Tel. 0251-518505, Fax 0251-98918;
48431 Rheine, Matthiasstr. 5, Tel. 05971-15421, Fax 05971-2170;
53721 Siegburg, Holzgasse 47, Tel./Fax 02241-590942;
58511 Lüdenscheid, Ringmauerstr. 5, Tel. 02351-179399, Fax 02351-179390;
59555 Lippstadt, Blumenstr. 1, Tel. 02941-78466, Fax 02947-5276;
63924 Kleinheubach, Dientzenhoferstr. 14, Tel./Fax 09371-68861;
65183 Wiesbaden, Wagemannstr. 3, Tel. 0611-379370, Fax 06124-3329;
67655 Kaiserslautern, Grüner Graben 3, Tel./Fax 0631-92527;
73728 Esslingen, Küferstr. 37, Tel./Fax 0711-355605;
75172 Pforzheim, Bahnhofstr. 9, Tel. 07231-33254, Fax 07452-67025;
97464 Oberwerrn, Bergstr. 7, Tel./Fax 09726-3319.
KOSMETIK ZUM SELBERMACHEN, 93133 Burglengenfeld, Robert-Schumann-Str. 10, Tel./Fax 09471-6835,
92421 Schwandorf, Friedrich-Ebert-Str. 51, Tel. 09431-43666.
LA VITA, 84028 Landsberg, Isargestade 732, Tel. 0871-24424.

MARGOTS BIOECKE, 51143 Köln-Porz, Josefstr./Ladenzeile Busbahnhof, Tel. 02203-55242, Fax 02203-57307.
McQUEEN'S NATURSHOP, 22880 Wedel, EKZ Rosengarten 6b, Tel. 04103-14950.
*NATURWARENLADEN Löschner, 97447 Gerolzhofen, Weiße-Turm-Str. 1, Tel. 09382-4115, Fax 09382-5692.
OMIKRON, 74382 Neckarwestheim, Ländelstr. 32, Tel. 07133-17081, Fax 07133-17465.
*POTPOURRI NATURE SHOP, 71263 Weil der Stadt, Katharinenstr. 4, Tel. 07033-533992, Fax 07033-533991.
PUDERDOSE, 67549 Worms, Zornstr. 2, Tel. 06241-594044, Fax 06241-595122
PURA NATURA, 90402 Nürnberg, Johannesgasse 55, Tel. 0911-209522, Fax 0911-2447507.
REFORMHAUS MARION THOMAS, 08289 Schneeberg, Scheunenstr. 9, Tel. 03772-25754.
REIN + FEIN, JUTTA HOMM GMBH, 81241 München, Planegger-Str. 9a, Tel. 089-830693, Fax 089-82909420;
82140 Olching, Schillerstr. 1; 82256 Fürstenfeldbruck, Münchner Str. 25, Tel. 08141-4548.
*SPINNRAD GMBH/ZENTRALE, 45886 Gelsenkirchen, Am Luftschacht 3a, Tel. 0209-17000-0, Tx. 824726 natur d, Fax. 0209-17000-40;
Auslieferungsläden: 01239 Dresden-Nickern, Kaufpark, Dohnaer Str 246, Tel. 0351-2882089;
04104 Leipzig, DLZ, im Hauptbahnhof, Tel. 0351-9612205;
06254 Günthersdorf, Saale Park, Tel. 03463-820803;
07743 Jena, Goethe Galerie/Goethestr., Tel. 03641-890906;
08523 Plauen, Center Bahnhof;
09125 Chemnitz, Alt Chemnitz Center, Annabergerstr. 315, Tel. 0371-514226;
10247 Berlin-Friedrichshain, Frankfurter Allee 53, Tel. 030-4276161;
10719 Berlin-Wilmersdorf, Uhlandstr. 43-44, Tel. 030-8814848;
10789 Berlin-Charlottenburg, Europacenter/Breitscheidplatz, Tel. 030-2616106;
12163 Berlin-Steglitz, Schloßstr. 1, Tel. 030-7911080;
12351 Berlin-Gropiusstadt, Johannisthaler Chaussee 295-327, Tel. 030-6030462;
12555 Berlin-Köpenick, Bahnhofstr. 33-38, Tel. 030-6520008;
12619 Berlin-Hellersdorf, Spree-Center, Hellersdorferstr. 79-81, Tel. 030-5612081;
13055 Berlin-Hohenschönhausen, Allee-Center, Landsberger Allee 277, Tel. 030-97609436;
13357 Berlin-Wedding, Badstr. 5, Tel. 030-49308939;
13507 Berlin-Tegel, Berliner Str. 27;
15745 Wildau, A 10 Center, Tel. 03375-550469;
16303 Schwedt, Oder Center, Landgrabenpark 1, Tel. 03332-421942;
17033 Neubrandenburg, Marktplatz Center; Treptower Str.;
18055 Rostock, Rostocker Hof/Kröpeliner Str., Tel. 0381-4923281;
20146 Hamburg-Rothenbaum, Grindelallee 42, Tel. 040-4106096;
21075 Hamburg-Harburg, Lüneburger Str. 19;
21335 Lüneburg, Grapengießer Str. 25, Tel. 04131-406427;
22111 Hamburg-Billstedt, Billstedt-Center, Billstedter Platz 39, Tel. 040-73679808;
22143 Hamburg-Rahlstedt, Rahlstedt-Center, Schwerinerstr. 8-12, Tel. 040-6779044;
22459 Hamburg-Niendorf, Tibarg-Center;
22765 Hamburg-Ottensen, Mercado-Center, Ottenser Hauptstr. 8, Tel. 040-392310;
22850 Norderstedt-Garstedt, Herold-Center, Berliner Allee 38-44, Tel. 040-52883730;

22869 Schenefeld, Kiebitzweg 2/Industriestr.;
23552 Lübeck, Mühlenstr. 11, Tel. 0451-7063307;
24103 Kiel, Holstenstr. 34, Tel. 0431-978728;
24534 Neumünster, Großflecken 51-53, Tel. 04321-41633;
24937 Flensburg, Große Str. 3, Tel. 0461-13761;
25524 Itzehoe, Holstein-Center, Feldschmiedekamp 6, Tel. 04821-65106;
26122 Oldenburg, Gaststr. 26, Tel. 0441-25493;
26382 Wilhelmshaven, Nordseepassage, Bahnhofsplatz 1, Tel. 04421-455308;
26506 Norden, Neuer Weg 38, Tel. 04931-992859;
27568 Bremerhaven, Bürgermeister-Smid-Str. 53, Tel. 0471-44203;
27749 Delmenhorst, Lange Str. 96, Tel. 04221-129331;
28195 Bremen, Bremer Carré, Obernstr. 67, Tel. 0421-1691932;
28203 Bremen-Steintor, Ostertorsteinweg 42-43, Tel. 0421-3399043;
28259 Bremen-Huchting, Roland-Center, Alter Dorfweg 30-50, Tel. 0421-5798506;
30159 Hannover, Georgstr. 7, Tel. 0511-7000815;
30823 Garbsen, Havelser/Berenbosteler Str.;
30853 Langenhagen, City-Center, Marktplatz 5, Tel. 0511-7242488;
30880 Laatzen, Leine EKZ, Tel. 0511-8236700;
31134 Hildesheim, Angoulemeplatz 2, Tel. 05121-57311;
31785 Hameln, Bäckerstr. 40, Tel. 05151-958606;
32052 Herford, Lübbestr. 12-20, Tel. 05221-529654;
32423 Minden, Bäckerstr. 72, Tel. 0571-87580;
32756 Detmold, Lange Str. 36, Tel. 05231-37695;
33098 Paderborn, Königplatz 12, Tel. 05251-281759;
33330 Gütersloh, Münsterstr. 6, Tel. 05241-237071;
33602 Bielefeld, Marktpassage, Bahnhofstr., Tel. 0521-66152;
34117 Kassel, Hedwigstr. 9, Tel. 0561-14911;
34117 Kassel, Untere Königstr. 52, Tel. 0561-14339;
35390 Gießen, Kaplansgasse 2-4, Tel. 0641-792393;
35576 Wetzlar, Langgasse 39, Tel. 06441-46952;
36037 Fulda, Bahnhofstr. 4, Tel. 0661-240638;
37073 Göttingen, Gronerstr. 57/58, Tel. 0551-44700;
38100 Braunschweig, Sack 2, Tel. 0531-42033;
38226 Salzgitter, Fischzug 12, Tel. 05341-178729;
38440 Wolfsburg, Südkopfcenter, Tel. 05361-15004;
38640 Goslar, Kaiserpassage, Breite Str., Tel. 05321-43963;
39104 Magdeburg, City Carré, Kantstr. 5a, Tel. 0391-5666740;
39326 Hermsdorf, Elbe Park EKZ, Tel. 039206-52207;
40212 Düsseldorf, Schadowstr. 80, Tel. 0211-357105;
40217 Düsseldorf-Friedrichstadt, Friedrichstr. 12, Tel. 0211-3859444;

40477 Düsseldorf-Derendorf, Nordstr. 79;
40721 Hilden, Bismarckpassage, Tel. 02103-581937;
40 878 Ratingen, Obernstr. 29, Tel. 02102-992801;
41061 Mönchengladbach, Hindenburgstr. 173, Tel. 02161-22728;
41236 Mönchengladbach-Rheydt, Galerie am Marienplatz, Tel. 02166-619739;
41460 Neuss, Oberstr./Zollstr., Tel. 02131-276708;
41539 Dormagen, Kölner Str. 98, Tel. 02133-49045;
41747 Viersen, Hauptstr. 85, Tel. 02162-350549;
42103 Wuppertal-Elberfeld, Herzogstr. 28, Tel. 0202-441281;
42275 Wuppertal-Barmen, Alter Markt 7, Tel. 0202-551753;
42551 Velbert, Friedrichstr. 168, Tel. 02051-52727;
42651 Solingen, Hauptstr. 28, Tel 0212-204041;
42853 Remscheid, Alleestr. 30, Tel. 02191-420867;
44135 Dortmund, Bissenkamp 12-16, Tel. 0231-578936;
44575 Castrop-Rauxel, EKZ Widumer Platz, Lönsstr., Tel. 02305-27215;
44623 Herne, Bahnhofstr. 45, Tel. 02323-53021;
44787 Bochum, Kortumstr. 33, Tel. 0234-66123;
44791 Bochum-Harpen, Ruhrpark Shoppingcenter, Tel. 0234-238516;
44801 Bochum-Querenburg, Uni Center, Querenburger Höhe 111, Tel. 0234-708678;
45127 Essen, City Center, Porscheplatz 21, Tel. 0201-221295;
45276 Essen-Steele, Bochumer Str. 16, Tel. 0201-512104;
45329 Essen-Altenessen, EKZ Altenessen, Altenessener Str. 411, Tel. 0201-333617;
45468 Mülheim, Forum City, Hans-Böckler-Platz 10, Tel. 0208-34907;
45472 Mülheim-Heißen, Rhein-Ruhr-Zentrum, Tel. 0208-498192;
45525 Hattingen, Obermarkt 1, Tel. 02324-55691;
45657 Recklinghausen, Kunibertistr. 28, Tel. 02361-24194;
45768 Marl, EKZ Marler Stern, Obere Ladenstr. 68, Tel. 02365-56429;
45879 Gelsenkirchen, Klosterstr. 13, Tel. 0209-208963;
45879 Gelsenkirchen, WEKA Kaufhaus, Bahnhofstr. 55-65;
45894 Gelsenkirchen-Buer, Horster Str. 4, Tel. 0209-398889;
45964 Gladbeck, Hochstr. 29-31, Tel. 02043-21293;
46047 Oberhausen, Centro/Neue Mitte Oberhausen, Marktweg, Tel. 0208-21970;
46049 Oberhausen, Bero-Center 110, Tel. 0208-27065;
46236 Bottrop, Kirchplatz 4, Tel. 02041-684484;
46282 Dorsten, Recklinghäuserstr. 4, Tel. 02362-45748;
46395 Bocholt, Westmünster-Center, Willi-Brandt-Str. 10;
46397 Bocholt, Osterstr. 51, Tel. 02871-186024;
46483 Wesel, Hohe Str. 26, Tel. 0281-34794;
46535 Dinslaken, Neustr. 31-33, Tel. 02064-72328;
47051 Duisburg, Königstr. 42, Tel. 0203-284497;

47441 Moers, EKZ Neumarkt-Eck, Tel. 02841-23771;
47798 Krefeld, Hansa Zentrum42-43, Tel. 02151-395635;
47798 Krefeld, Neumarkt 2, Tel. 02151-22547;
48143 Münster, Ludgeristr. 114, Tel. 0251-42352;
48282 Emsdetten, EKZ Villa Nova, Bahnofstr. 2-8, Tel. 02572-88447;
48431 Rheine, Münsterstr. 6, Tel. 05971-13548;
48653 Coesfeld, Schüppenstr. 12, Tel. 02541-82747;
49074 Osnabrück, Große Str. 84-85, Tel. 0541-201373;
50672 Köln, Bazaar de Cologne/Mittelstr. 12-14, Tel. 0221-256606;
50678 Köln-Südstadt, Severinstr. 53, Tel. 0221-3100018;
50765 Köln-Chorweiler, City-Center Chorweiler, Mailänder Passage 1, Tel. 0221-7088940;
50823 Köln-Ehrenfeld, Venloer Str. 336, Tel. 0221-5103342;
51065 Köln-Mülheim, Galerie Wiener Platz;
52222 Stolberg, Rathausgalerie, Steinweg 83-89, Tel. 02402-21245;
52249 Eschweiler, Grabenstr. 66, Tel. 02403-15286;
52349 Düren, Josef-Schregel-Str. 48, Tel. 02421-10082;
53111 Bonn, Poststr. 4, Tel. 0228-636667;
53177 Bonn-Bad Godesberg, Theaterplatz 2, Tel. 0228-351075;
53757 St. Augustin, Huma EKZ, Rathausallee 16, Tel. 02241-27040;
53879 Euskirchen, Kino Center Galeria, Tel. 02251-782191;
54290 Trier, Fleischstr. 11, Tel. 0651-48237;
55116 Mainz, Kirschgarten 4, Tel. 06131-228141;
55116 Mainz, Lotharstr. 9, Tel. 06131-238373;
56068 Koblenz, Löhrstr. 16-20, Tel. 0261-14925;
56564 Neuwied, Langendorfer Str. 111, Tel. 02631-357661;
57072 Siegen, City-Galerie;
57072 Siegen, Marburger Str. 34, Tel. 0271-54540;
58095 Hagen, Elberfelder Str. 37, Tel. 02331-17438;
58239 Schwerte, Hüsingstr. 22-24, Tel. 02304-990293;
58452 Witten, Bahnhofstr. 38, Tel. 02302-275122;
58511 Lüdenscheid, EKZ Stern Center/Altenaer Str., Tel. 02351-22907;
58636 Iserlohn, Alter Rathausplatz 7, Tel. 02371-23296;
59065 Hamm, Bahnhofstr. 1c, Tel. 02381-20245;
59174 Kamen, Weststr. 16, Tel. 02307-235387;
59227 Ahlen, Oststr. 44, Tel. 02382-806677;
59555 Lippstadt, Lippe-Galerie, Kahlenstr./Langestr., Tel. 02941-58332;
60311 Frankfurt, Kaiserstr. 11, Tel. 069-291481;
60439 Frankfurt-Nordweststadt, Nord West Zentrum, Tituscorsostr. 2b, Tel. 069-584800;
63065 Offenbach, Herrenstr. 37, Tel. 069-825648;
63739 Aschaffenburg, City-Galerie, Goldbacher Str. 2, Tel. 06021-12662;

64283 Darmstadt, Wilhelminenpassage, Tel. 06151-22078;
64283 Darmstadt, Wilhelminenstr. 2 Tel. 06151-294525;
65183 Wiesbaden, Mauritius Galerie, Tel. 0611-378166;
65549 Limburg, Bahnhofstr. 4, Tel. 06431-25766;
66111 Saarbrücken, Dudweilerstr. 12, Tel. 0681-3908994;
66424 Homburg/Saar, Saarpfalz Center, Talstr. 38a, Tel. 06841-5351;
67059 Ludwigshafen, Bismarckstr. 106, Tel. 0621-526664;
67547 Worms, Obermarkt 12, Tel. 06241-88642;
67655 Kaiserslautern, Pirmasenser Str. 8, Tel. 0631-696114;
68159 Mannheim, Kurpfalzpassage, Tel. 0621-154662;
68161 Mannheim, U 1, 2, Fußgängerzone, Tel. 0621-1560425;
69115 Heidelberg, Das Carré, Rohrbacherstr. 6-8d, Tel. 06221-166825;
70173 Stuttgart, Lautenschlager Str. 3, Tel. 0711-291469;
70372 Stuttgart-Bad Cannstatt, Bahnhofstr. 1-5, Tel. 0711-562113;
71084 Böblingen, Kaufzentrum Sindelfinger Allee, Tel. 07031-233664;
71638 Ludwigsburg, Marstall-Center, Tel. 07141-902879;
72070 Tübingen, Kirchgasse 2, Tel. 07071-52571;
72764 Reutlingen, Metzgerstr. 4, Tel. 07121-320415;
73430 Aalen, Marktplatz 20, Tel. 07361-66543;
73728 Esslingen, Roßmarkt 1, Tel. 0711-350199;
73733 Esslingen-Weil, Neckar-Center, Weilstr. 227, Tel. 0711-386905;
74072 Heilbronn, Sülmerstr. 34, Tel. 07131-962138;
75172 Pforzheim, Bahnhofstr. 10, Tel. 07231-353071;
76133 Karlsruhe, Kaiserstr. 170, Tel. 0721-24845;
76829 Landau, Rathausplatz 10, Tel. 06341-85818;
77652 Offenburg, Steinstr. 28, Tel. 0781-1665;
78050 Villingen-Schwenningen, Niedere Str. 37, Tel. 07721-32575;
78224 Singen, Scheffelstr. 9, Tel. 07731-68642;
78462 Konstanz, Hussenstr. 24, Tel. 07531-15329;
78532 Tuttlingen, Hecht Carré, Königstr. 2, Tel. 07461-76961;
79098 Freiburg, Oberlindenpassage, Herrenstr. 49, Tel. 0761-381213;
80331 München, Asamhof, Sendlinger Str. 66, Tel. 089-264159;
80797 München-Nordbad, Schleißheimer Str. 100, Tel. 089-1238685;
83022 Rosenheim, Stadtcenter, Kufsteiner Str. 7, Tel. 08031-33536;
83278 Traunstein, Maxstr. 33, Tel. 0861-69506;
83395 Freilassing, Hauptstr. 29, Tel. 08654-478777;
85057 Ingolstadt, West Park, Tel. 08411-87822;
86150 Augsburg, Viktoriapassage, Tel. 0821-155482;
87435 Kempten, Fischersteige 4, Tel. 0831-24503;
88212 Ravensburg, Eisenbahnstr. 8, Tel. 0751-14489;

89077 Ulm-Weststadt, Blautal Center, Blaubeurer Str. 95, Tel. 0731-9314111;
89231 Neu-Ulm, Mutschler Center, Borsigstr. 15, Tel. 0731-723023;
90402 Nürnberg, Grand Bazar, Karolinenstr. 45, Tel. 0911-232533;
90402 Nürnberg, Pfannenschmidsgasse 1, Tel. 0911-2448834;
90762 Fürth, City Center, Alexander Str. 11, Tel. 0911-773663;
91054 Erlangen, Hauptstr. 46, Tel. 09131-201043;
91126 Schwabach, Königstr. 2, Tel. 09122-16849;93047 Regensburg, Maximilianstr. 14, Tel. 0941-51150;
94469 Deggendorf, Degg's Einkaufspassage, Hans-Krämer-Str. 31, Tel. 0991-3790052;
95028 Hof, Ludwigstr. 47, Tel. 09281-3641;
96052 Bamberg, EKZ Atrium, Ludwigstr. 2, Tel. 0951-202588;
96450 Coburg, Steinweg 24, Tel. 09561-99414;
97070 Würzburg, Kaiserstr. 16, Tel. 0931-15608;
99085 Erfurt-Nord, Thüringen Park, Tel. 0361-7462048.
YIN YANG, 63897 Miltenberg, Hauptstr. 24, Tel./Fax 09371-68099.

Die mit * gekennzeichneten Firmen betreiben auch Versandhandel.
Einige Substanzen erhalten Sie auch in Reformhäusern, Drogerien, Apotheken, Bioläden und Lebensmittelläden. Vergleichen Sie die Preise!

Hinweis:
Autoren und Verlag bemühen sich, in diesem Verzeichnis nur Firmen zu nennen, die hinsichtlich der Substanzen und Preise zuverlässig und günstig sind.
Trotzdem kann eine Gewährleistung von Autoren und Verlag nicht übernommen werden.
Irgendwelche Formen von gesellschaftsrechtlicher Verbindung, Beteiligung und/oder Abhängigkeit zwischen Autoren und Verlag einerseits und den hier aufgeführten Firmen andererseits existieren nicht.

Weitere Bücher zum Thema:

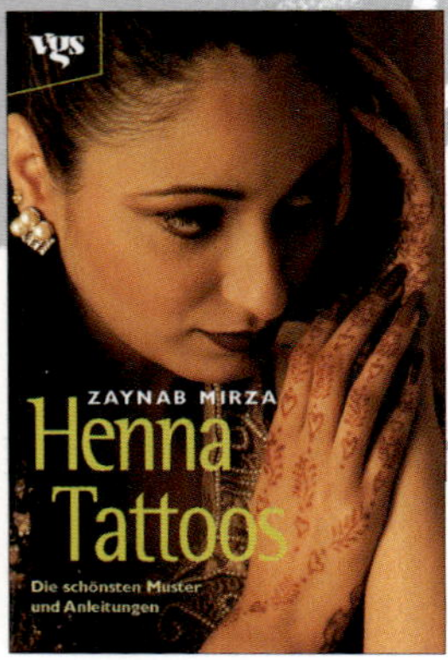

Zaynab Mirza
Henna Tattoos
Die schönsten Muster u. Anleitungen
80 Seiten, zahlr. s/w Abb.
brosch. DM 16,80/öS 123,-/sFr 16,-
ISBN 3-8025-1376-2

Die indische Maskenbildnerin Zaynab Mirza führt Sie ein in die Kunst der filigranen indischen Körpermalerei mit Schritt-für-Schritt-Anleitungen und vielen Vorlagen für klassische wie moderne Ornamente.

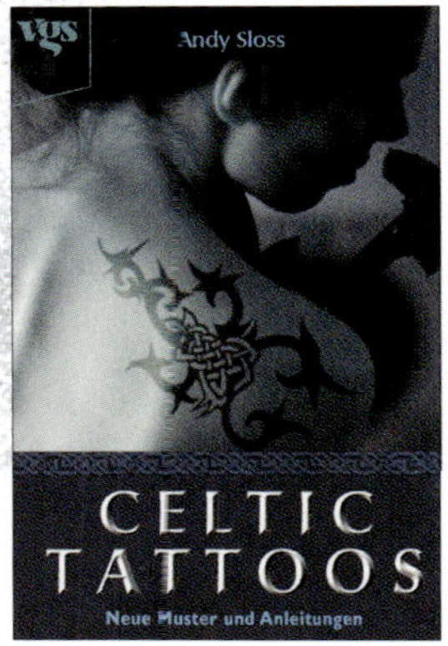

Andy Sloss
Celtic Tattoos
Neue Muster und Anleitungen
80 Seiten, zahlr. s/w Abb.
brosch. DM 16,80/öS 123,-/sFr 16,-
ISBN 3-8025-1382-7

Das erste Buch mit den schönsten keltischen Mustern, ihrer Bedeutung und Mystik und detaillierten Anleitungen zum Nachzeichnen und Üben sowie einem ausführlichen Bezugsquellenverzeichnis für die Materialien.

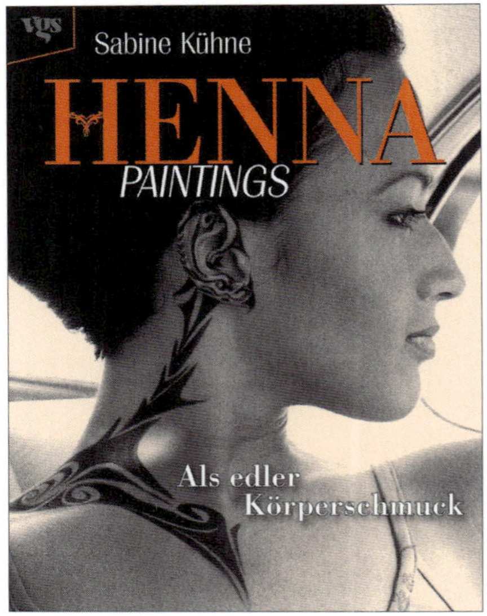

Sabine Kühne
Henna Paintings
96 Seiten, zahlr. s/w Abb.
brosch. DM 29,80/öS 218,-/sFr 27,50
ISBN 3-8025-1384-3

Das Buch über die Ästhetik kunstvoller Körperbemalung. Von kleinen Symbolen bis zu komplexen Mustern: Henna-Bemalung für den Alltag und für ganz besondere Gelegenheiten. Mit zahlreichen Abbildungen.

Weitere Informationen unter: **www.vgs.de**

vgs verlagsgesellschaft